余命1年
ステージ4の
がんを消して
10年生きた
私がしたこと

「食と医」ジャーナリスト
志澤 弘 著

西台クリニック理事長
済陽高穂 監修

光文社

はじめに――志澤弘《しざわひろし》さんの一周忌に寄せて

（2020年5月、志澤さんは永眠されました。享年63）

健康で充実した日々は誰しも望むところであり、そのためにふだんのゆとりを持った生活、定期的身体チェック（健診）が大切と言えます。

志澤弘さんは50歳の健診時、突然「進行胃がん・根治切除不能」の宣告を受け一瞬、途方にくれましたが、冷静な気持ちで素直に現実を受け入れ、可能なかぎりの対処方法を模索し、医師からの「延命のための治療」の言葉を乗り越えるべく、医学的な標準治療とともにがんの食事療法に取り組みました。

従来の医療では医療者側の論理によってすすめられ、提示された治療に甘んじることになりますが、志澤さんはみずからの意思による食事の工夫を取り入れて、がんの治癒・改善に向けて果敢に取り組んできたのです。

私の著作を参考に、試行錯誤を経ながら、なんとか「がん病態改善」の手ごたえをつかんだと言えるでしょう。病気の治療は、医療者側の指針と患者側の実践が相まって奏功します。まさしく、「啐啄同機《そったくどうき》」のなせる業《わざ》です。医療者側の治療方策を噛み砕いて十分理解し、己の栄養食事の経験に照らして有効とされる食事方法を工夫してきたと言えます。

治療開始5年後には寛解状態となり、ほぼ治癒状態を迎え、10年の生存を果たしたところで力尽きたとはいえ、残念でたまりません。直近の診療データから、治療当初4～5年間の抗がん剤治療の影響で、骨髄機能の破綻《はたん》をきたしたものと理解しています。

病を経て10年生存の結果は、病態を含めた正確な状況判断、沈着・的確な対処による志澤さんの賜物と言えるでしょう。

才子多病、有能な人ほど無理をしがちで、健康を損ねやすいのは古今東西の真理であり、まことに無念やるかたなき思いです。

本書は、志澤さんが闘病をとおして、がんについて考えたことがまとめられています。亡くなる4ヵ月前、2度目の余命宣告を受けたのを機に執筆を始めたのですが、無念にも遺稿となってしまいました。刊行にあたり、私の医学上の知見を若干、加えています。

光陰矢のごとく、はや志澤さんの一周忌を迎えたことに驚かされます。志澤さんの御霊《みたま》の安らかならんことを祈念して擱筆《かくひつ》いたします。

令和3年初夏

西台クリニック理事長　済陽《わたよう》高穂《たかほ》

Contents

第1章 きっと、道はある

自分で決めた闘病方針

第2章

なぜ、「済陽式がん食事療法」を選んだのか

自分に最適な治療法の見つけ方

Contents

第3章 がんを消す食事8ヵ条

絶望の淵から、3年で生還した！

第4章

「自然治癒力」が主役、「現代医療」は名脇役

「食事×休養×温める」＋「抗がん剤治療」＝「完全寛解」

Contents

第5章 心の平安を求めて

私のメンタルヘルス対策

第6章 私は、生ききった！

がん再々発！　2度目の余命宣告

第1章

きっと、道はある

自分で決めた闘病方針

余命宣告

「治るということは、もう考えないほうがいいです」

受診した人間ドックで胃がんが見つかってから、まだ2ヵ月も経っていません。がんは肝臓に転移し、肝臓全体に散らばっていました。転移したがんは、ステージⅣ（4期）の「晩期がん」で、しかも転移する「進行がん」でした。皆さんがご存じの末期がんは、そのまま放置しておくと3ヵ月で亡くなるがんと定義されています。晩期がんは末期がんに比べてもう少し余命に余裕があります。

私は妻とともに主治医の説明を受けながら、それでも治療をすれば助かるだろうと漠然と思っていました。ところが、ひととおりの説明が終わったあとに、主治医から告げられた思いもかけないこの言葉に混乱しました。その意味が、私にはわからなかったのです。ともかく、主治医にさらに説明を求めました。ようやくわかったのは、まったく無情な（と、そのときの私にはそう思えました）医学的な事実でした。

私は、主治医が「抗がん剤で一時的にがんの増殖を抑え、死期を少し先延ばしすることしかできない」と言っているのだと、やっとのことで理解できたのです。

ステージⅣのがんというのは、すでにがん細胞が全身に散らばった全身病で、手術や放射線で治療することは不可能で、唯一、抗がん剤治療しか手段がないのです。

ところが、ステージⅣのがんの場合、抗がん剤は一時的にがんの増殖を抑えることしかできません。抗がん剤でがんの増殖が抑えられなくなると、標準治療では打つ手がなくなります。標準治療とは、科学的な根拠に基づいて、現在利用できる最良の治療です。けっして、平均的な並みの治療という意味ではありません。手術、放射線治療、抗がん剤治療を3大標準治療と呼んでいます。

「あと何年、生きられるでしょうか」

「あくまでも平均ですが、余命は13ヵ月です」

すべてを悟りました。主治医は「死」という直接的な表現は避けましたが、私は「高い確率で、ほぼ1年で死ぬ」と宣告されたのです。余命は抗がん剤で延命した場合の、統計的な平均余命です。

たった1年あまりしか生きられないのなら、副作用が辛いと言われる抗がん剤治療を受ける意味はあるのだろうか、という迷いが生まれました。とりあえず、抗がん剤治療については保留にしてもらいました。

病室に戻ると、私は絶望感に打ちのめされてベッドの上で呆然としていました。妻が帰路に就いたのち、ベッドに潜り込むと涙があふれて止まりませんでした。当時の気持ちは忘れることができません。いきなり死が目の前に現れたのですから。

なぜ、こうなってしまったのか？

助かる方法はないのか？

病院に答えがないのは明白です。答えがあるなら、余命宣告などするはずはありません。

「きっと、道はどこかにあるよ」

妻が帰り際に口にした、この一言が頭に響いていました。根拠があっての言葉ではありません。それでも、「きっと、道はある」と思うことが、その後の絶望の淵から転げ落ちそうになる私を支えてくれたのです。

「ここで倒れるわけにはいかない」

私のがんは、50歳を少し過ぎたころの２００９年7月、毎年受診している人間ドックで見つかりました。バリウムのX線検査で胃壁の異常が認められたので、内視鏡で再検査したところ、胃の中央部から上部にかけて、広範囲に出血をともなうひどい炎症がありました。当初は「胃潰瘍だろう」と言われたのですが、念のために組織を採取して検査をすることになりました。３週間後の８月中旬、検査結果を聞きに行くと、

「あなたは、胃がんです」

がんの病期（ステージ）

0〜Ⅳ期の5段階に分類

判定基準（国際基準「TNM分類」）

①がんがどのくらいの大きさになっているか

②周辺のリンパ節に転移しているか

③別の臓器への転移はあるか

ステージ0

がん細胞が上皮細胞（粘膜）内に留まっている。

ステージⅡ

がん細胞は大きくなって筋肉層下（漿《しょう》膜《まく》）に浸潤（浸み広がること）。

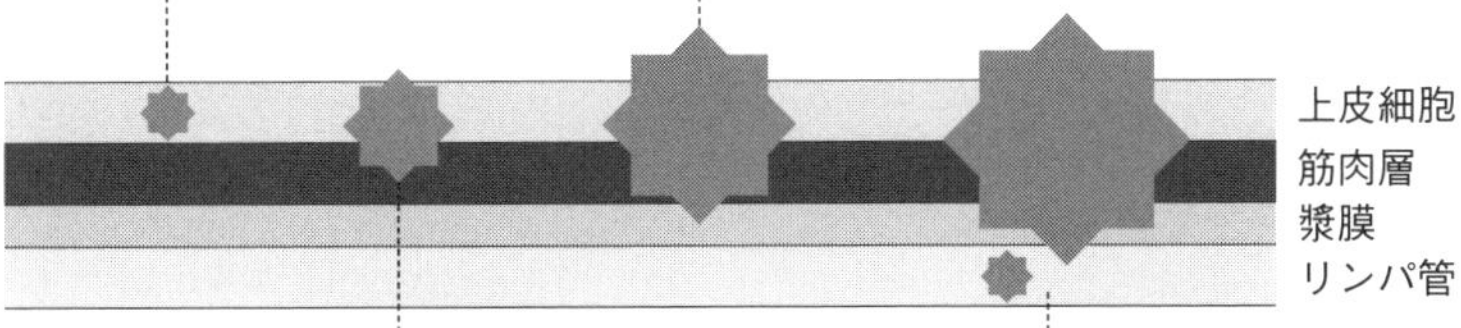

ステージⅠ

少し大きくなって筋肉層に。

ステージⅢ

リンパ管に浸潤。リンパ節への転移がある。

ステージⅣ

はじめにできた原発巣から、血管を介して別の臓器に転移。

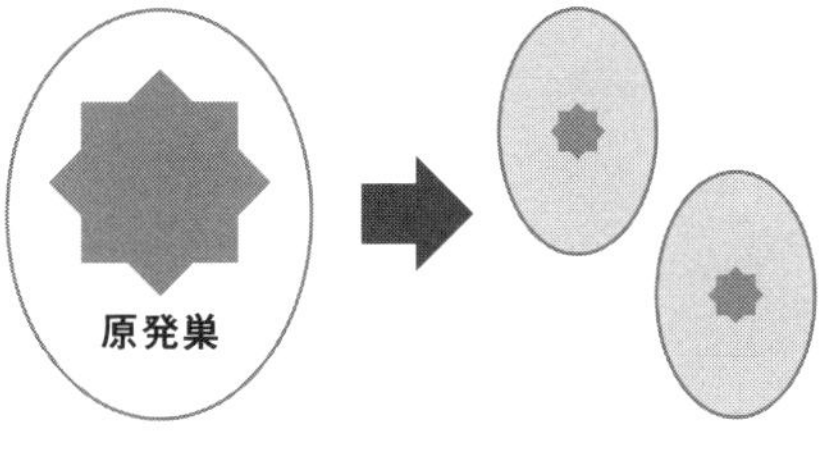

0期に近いほど、がんが小さく留まっている。

Ⅳ期に近いほどがんが広がっている状態→進行がん。

医師から、あっけないほどストレートに告げられました。一瞬、頭の中が真っ白になりました。

「胃を切除することになるでしょう。全摘出になるか、部分摘出になるかは今後の診断しだいです」

医師の淡々とした口調に、「がんの告知とは、こんなにも簡単なものなのか」と、少々拍子抜けしました。

3日後、医師に書いてもらった紹介状を持って、がん専門病院を訪ねました。この段階では、自分のがんは胃だけだと思っていました。

翌朝、愛犬の散歩中に気を失って路上に倒れ、その病院に緊急入院することになります。胃からの出血が続いていて血圧が異常に低くなり、貧血を起こしたのです。

検査が進むにつれ、胃の周辺のリンパ節への転移が見つかりました。胃の近くのリンパ節や臓器への転移は、ステージⅢ（3期）のがんです。もはや、早期発見とは言えない段階だとわかりましたが、まだ手術で根治（完全に治すこと）できる可能性はあります。さらに数日が経過して、肝臓への転移が見つかり、余命宣告を受けることになってしまったのです。

当時存命だった両親を含め、私の家系で近いところでは誰一人としてがんにはなっていません。

「志澤さんががんになった理由はわからない」と、主治医は言います。

私のがんに関する知識は、ほぼゼロでした。がんは急にできる病気ではなく、何年もかけてじ

私のがん

ステージⅣの進行がん

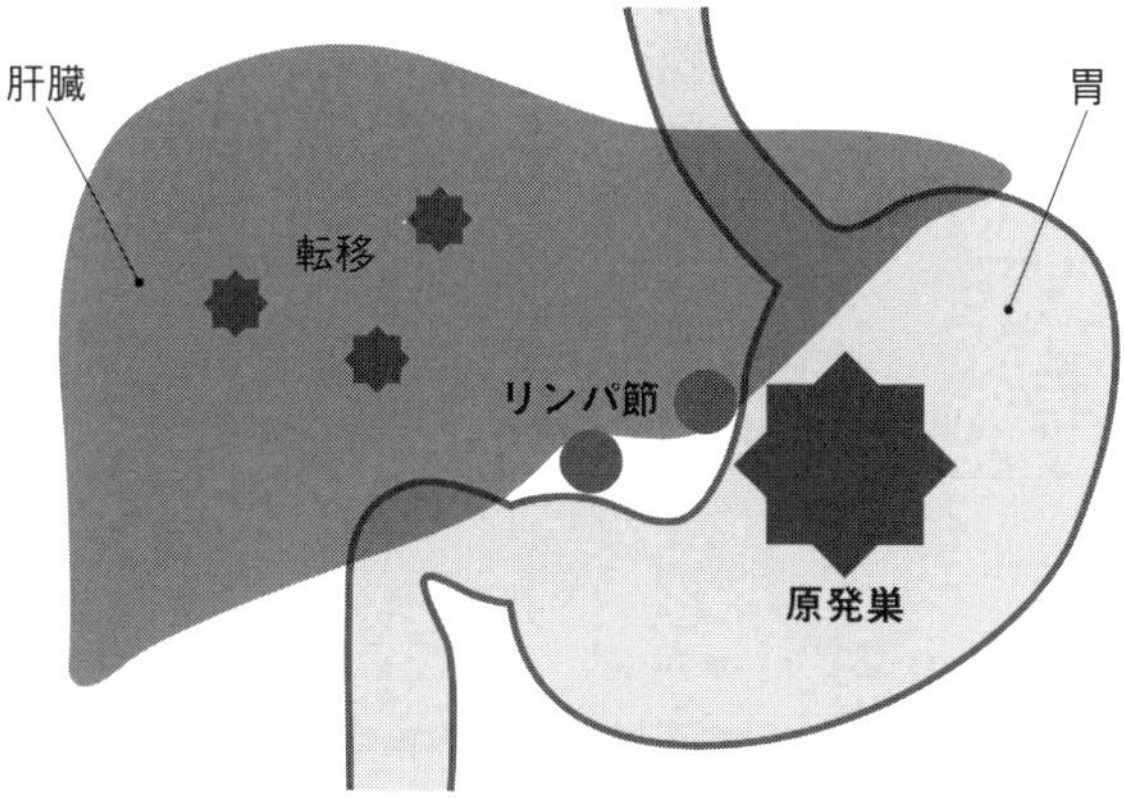

2009年8月
胃がん(ステージⅣ)見つかる

↓

同月
リンパ節転移(ステージⅢ)確認される

↓

9月
肝臓転移(ステージⅣ)見つかる

↓

同日
進行がん確定
「余命13ヵ月」の宣告

↓

抗がん剤による延命治療のみ

わじわと育ってくる病気だということを、主治医の説明で初めて知ったほどです。ですから、肝臓転移が見つかってステージⅣが確定し、もはや手術もできないと告げられても、余命宣告を受けるまでのしばらくの間、時間はかかってもがんは治るのだろうと思っていました。いつになったら仕事に復帰できるのだろう、とばかり考えていたのです。

そのころ、半導体メーカーに勤務していた私は責任ある立場で、2年近く大きなプロジェクトに取り組んでいました。そのプロジェクトがまさに大詰めの段階に入っていて、ここで倒れるわけにはいかなかったのです。

それに、私には高校生の娘と中学生の息子がいました。

自分の闘病方針は、自分でつくる

余命宣告を受けた日の翌日から、私は病床で「生きるための道」を探し始めました。

病院での治療は、抗がん剤による延命治療しかありません。保留にした抗がん剤治療を結局は受けるにしても、自分が納得できる治療法を見つけて、それとの併用を「闘病方針」にすることに決めたのです。

普及しはじめたスマートフォンを購入したばかりだったので、それでインターネット検索をし、がんという病気や治療法についてのさまざまな情報や知識を集めました。参考になりそうな書籍があれば、家族に頼んで購入してきてもらいました。その結果、がん治療についてわかってきたのは、次の2点でした。

●がん細胞は正常細胞が変異した細胞であり、それまでの生活習慣によって増殖したもの

●がん治療には、栄養素で細胞を正常に代謝させる食事療法や、免疫能を高めるために血流を改善する入浴や適度な運動などが有効

病院の標準治療以外の方法というと、食事療法や東洋医学、気功、漢方、免疫療法と呼ばれる治療法などで、これらは「代替《だいたい》医療」や「自然療法」と呼ばれていることもわかりました。多種多様な情報があり、その効果の度合いははっきりしないし、かかる費用も実にさまざまで、情報の波に溺れそうになります。参考になりそうなものについては資料を取り寄せたり、問い合わせの電話をかけたりしました。最終的に、私は「済陽式がん食事療法」を、自分の闘病方針の柱にすることにしました。

胃がん宣告の前日、たまたま仕事帰りに立ち寄った書店で、済陽高穂先生の『今あるガンが消えていく食事――実践レシピ集』という本が私の目に留まりました。私はまだ自分ががんであることを知らなかったのに、なぜかその本に引きつけられて購入していたのです。

結果的に、この選択は正解でした。済陽式がん食事療法を採用したことで、余命13ヵ月どころか、３年かかりましたが「完全寛解」させることに成功しました。

完全寛解とはがんによる症状や検査での異常が見られなくなり、正常な機能が回復した状態のことです。ただし、再発・転移の可能性はゼロではありません。「寛解」はがんが一時的に縮小、または消失して再発しない状態が続いていることを意味します。また、完全寛解後5年間、再発しなければ「完治（完全治癒）」とみなします。治療結果に、こうした用語の使い分けがあることも学びました。

寛解への道につながる絶対条件

私が闘病方針を決めていく過程で影響を受けたのは、実は済陽先生の著書だけではありませんでした。私が求めていた知識・情報は、実際にいわゆる末期がんから生還した患者さんは存在するのか、その患者さんたちは何をしてきたのか、というデータと個々の闘病体験でした。

『ガンに打ち勝つ患者学――末期ガンから生還した1万５０００人の経験に学ぶ』（グレッグ・アンダーソン著・帯津良一監修）という本と出合います。著者自身が余命1ヵ月の末期がんを根治させた患者であり、この本にまとめられた末期がん克服の原則を広めるために、「がん征服者財団」、のちの「全米がん回復財団」を設立しています。もうこれだけで、十分に科学的だと思

自分で治療法を決める

敵を知って出した結論

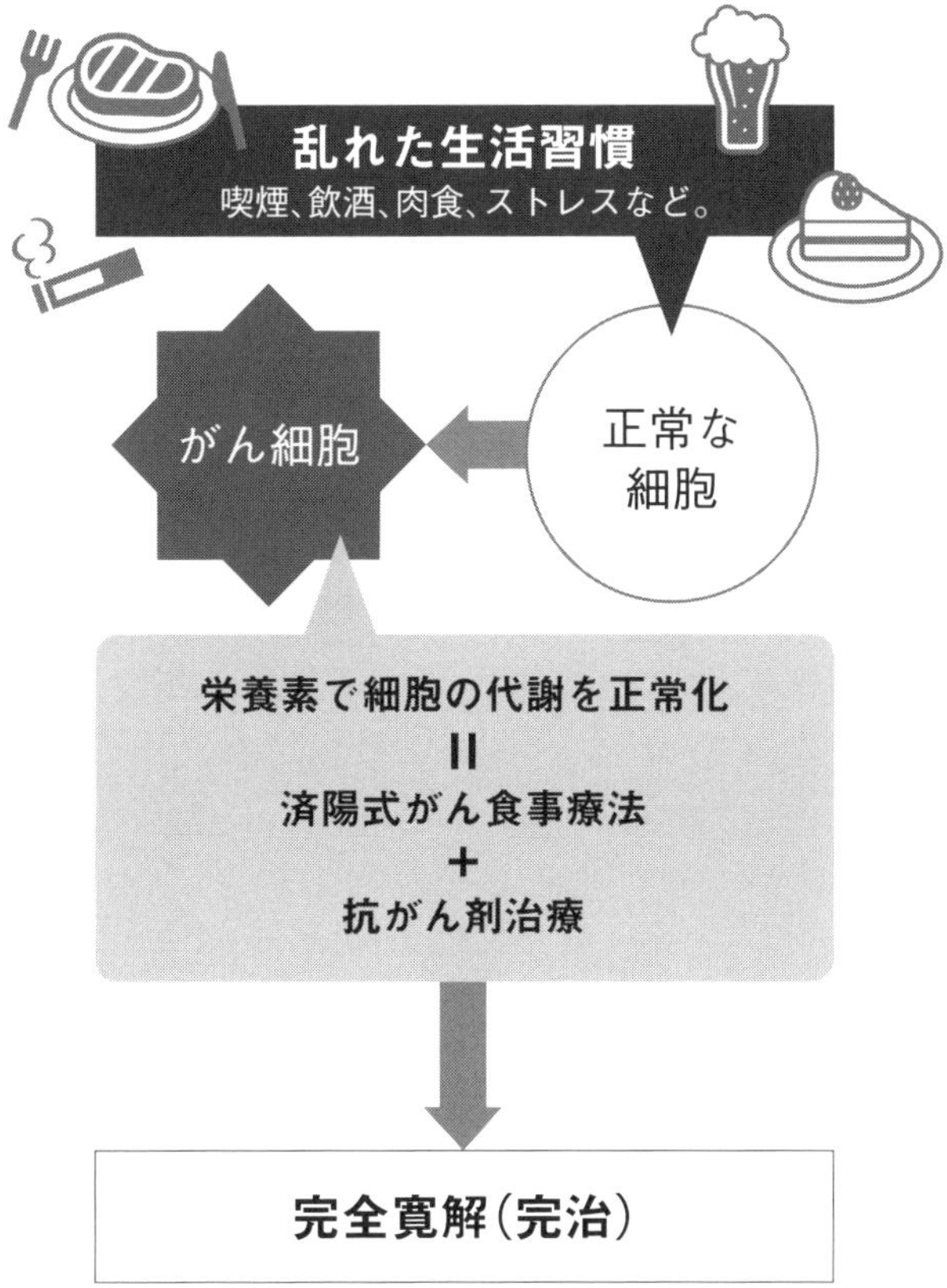

● **完全寛解**

症状や検査での異常が見られなくなり、正常な機能が回復した状態。

● **寛解**

がんが一時的に縮小、または消失して再発しない状態が続いていること。

● **完治**

完全治癒。完全寛解後５年間、再発しない場合、完治とみなされる。

いました。信頼するに足る本だと確信したのです。

著者は末期がんからの生還を「奇跡」とは言わず、普通の人が無理をしないで努力していたと語っています。生還した患者さんたちは、誰もが健康になるために日常的に努力をし、治療の主導権を持っていたそうです。この本は、8つの戦略と50のステップから構成されています。私がこれから闘病に向かうにあたり、とくに大事だと思ったのが8つの戦略でした。

①医学的な治療を受け入れる
②しっかりした信念と姿勢を持ち続ける
③楽しみながら運動する
④目的と楽しさのバランスをとる
⑤社会に関係しようとする目的意識を持つ
⑥食事計画と栄養学をよく考える
⑦創造的に考える
⑧精神的な変化を成し遂げる

なかでも①②⑥⑧は、済陽式がん食事療法に足を踏み入れようとしていた矢先の私に、大きな影響を与えました。

病院の治療では治らずに余命宣告された96パーセント以上の患者さんが西洋医学を受け入れ、医師に治療の有効性の説明を求め、納得した治療だけを受けていました。そのうえで代替医療などを積極的に併用し、食事を大幅に変えて栄養について学んでいたのです。そして、しっかりとした「治る」という信念を持ち、創造的に考え、精神的な変化を受け入れていました。患者さん自身が調べ、考え、行動する。これが寛解への道につながる絶対条件だと、私は思いました。

闘病を始めて5年後、済陽先生にすすめられて『がんが自然に治る生き方』（ケリー・ターナー著）という邦訳本を読みました。余命宣告から「劇的な寛解」に至った人たちが実践している、9つのことをテーマにした本です。１０００以上の医学論文を分析し、１０００人以上の患者さんにインタビューした結果がまとめられています。症例としての患者数は前述した『ガンに打ち勝つ患者学』よりも少ないのですが、似た内容の本だと思いました。やはり、食事を変えること、治療方針を自分で決めていくこと、メンタルの重要性などを説いています。

疑問は、納得いくまで医師にただす

余命宣告を受けた際に発行してもらった私の診断書には、次のようなことが書かれていました。

●胃がん、肝・リンパ節転移と診断する
●抗がん剤治療の適応と判断し、治療を開始する
●抗がん剤のみで治癒させることは非常に困難であり、延命が目的である
●切除不能の胃がんの平均余命は13ヵ月であることを本人に説明する

私のがんは病院では治せない、と書いてあるのです。治せないという意味は、治らなくてもがんと共存して生きられるということではなく、おそらく1年前後以内に死ぬことを覚悟しろ、ということでした。

最初に延命治療と聞いたときには、延命することで5年とか10年は生きられるのかと思いました。もしも10年生きられれば、子どもたちも成人してくれる。そこまで親としてがんばれば、そこで死んでも仕方がないかな、と考えたりもしました。

しかし、延命治療をしても余命がわずか1年だと告げられ、私は唖然としました。副作用がとても辛いと聞いている抗がん剤、その辛さに耐えてもたった1年なのか、というのが正直な思いだったのです。

病院のがん治療といえば、多くの人は手術・放射線・抗がん剤の3大治療法を思い浮かべるのではないでしょうか。3大治療法は医学的にその効果が十分に立証されているので、前述したよ

うに標準治療とも呼ばれています。

それらに対して重粒子線治療、陽子線治療、まだ開発途上の新薬などがいわゆる「先進医療」と位置づけられています。先進医療は標準治療よりも効果が高いのではないかと期待してしまいますが、実際は逆なのです。先進医療はまだ医学的な有効性が十分に実証されていない治療であり、多くの有志の治験者を対象にした臨床試験で、その有効性を調べている段階の治療なのです。

ですから、病院で施《ほどこ》される治療はまず手術、放射線、抗がん剤の標準治療です。問題は、標準治療がどれだけ効果があるのか、ということになります。

私のように主治医から治療の内容を聞いたり、診断書を書いてもらったりすれば、標準治療にはどのようなものがあり、何ができて何ができないのか納得がいくまで質問して説明を求めることができます。

必要だと思えば、セカンドオピニオンを求めてもよいと思います。そのようにして、標準治療の有効性と限界を可能なかぎり理解しなくては、命を懸《か》けてつくり上げていく闘病方針の根幹が揺らいでしまいます。

多くの患者さんは、医師に説明を求めたり質問したりしないようです。医師を信頼していることを、その理由に挙げる患者さんが少なくありません。しかし、医師を信頼することと、自分の疑問点をただすことは、本質的に違います。

ステージⅣのような進行がんは病院ではほぼ治せない、というのは医学的な事実なのですから、医師の言うことに唯々《いい》諾々《だくだく》と従うだけではなく、一つひとつの治療の有効性と限界を納得いくまで質問し、理解することを強くすすめます。

最初に目を通すべき情報

一般的な情報は、書籍やインターネットで容易に調べることが可能です。

この場合、最初は信頼のおける医療機関が発行している書籍や冊子などに、目を通すとよいでしょう。なぜなら、進行がんに関する情報は膨大、かつ玉石混淆《ぎょくせきこんこう》であるうえに、民間の情報には極論も多いからです。「標準治療に殺される」といった刺激的な宣伝コピーが躍ったものが、おびただしく出回っています。

標準治療では治らないからこそ、そのような情報があとからあとから出てくるのでしょうけれど、極論を最初に頭に入れてしまうと、物事の一面しか見なくなるし、限界のあるものも使い方しだいという発想が欠落してしまいます。

私がすすめるのは、国立がん研究センターのホームページやそこが発行する書籍です。加えて、学会が発行している治療ガイドラインの解説書にも目を通してほしい。

国立がん研究センターには、一般向けの「がん情報サービス」というホームページがあります。

このなかの「診断・治療」の項目には、「がんの病期のことを知る」という記述があります。病期とはステージのことで、ステージごとに治療法が異なります。早期のがんであれば、手術を中心とした治療で完治できますが、ステージⅣに進行してしまうと治療は抗がん剤だけになること、そして抗がん剤では「がんを根絶するまでの高い治療効果を得ることは困難」と記されています。

また、「がんの治療方法」という項目には、「薬物療法」についての記述があります。抗がん剤のことです。「がんが進行していた場合や手術後に再発した場合など、治癒が困難な状況で薬物療法を行うことがあります。この場合の薬物療法は、延命やがんによる身体症状の改善を目的としていて、がんの種類によりますが、薬物療法を行わない場合と比べて数ヵ月から数年程度の延命が期待できます」というようなことが、まわりくどく曖昧《あいまい》な表現で書かれています。

なんとか読み解くと、「進行がんは抗がん剤治療だけだが、治ることはなく延命治療になる」とわかります。まわりくどさと曖昧さは、なんとか改善してほしいものです。私の診断書に書かれたような明快さがないと、読んだ人には伝わりません。一般に医療機関や医師の書いたものは、このような表現が多いようです。これが一般の人の誤解や、場合によっては反感を生む原因のひとつになっているのかもしれません。

私の手元に、日本胃癌学会編の『胃癌治療ガイドライン』という本があります。入院中に病院の売店で購入しました。ストレートにステージⅣのがんは完全に治すことはできないことや、5

年生存率が1割前後しかないことが明示されていました。胃がんに関する標準治療の詳細も図解されていて、たいへん役に立ちました。

気になる記述もありました。それは「再発」に関するもので、早期がんを含め、手術などで完治したがんであっても、一定の割合で再発が起こっていること、そして再発してしまうと、もはや治すのは非常に難しいことが書かれています。早期がんといえど、再発するとステージⅣの進行がんと同じになってしまう意味のことが、医学的な見地から明確に示されていたのです。

ひとつだけではない、進行がんの寛解法

さまざまな情報・知識から、進行がんは現代医療だけでは寛解することが難しいとわかります。私のような晩期がんともなると、なおさら困難を極めます。患者さんはみずからの生存を懸けて、自分に適する治療法を見つけなければなりません。

しかし、いまの日本では国民に広く知られたがん治療は、おそらく病院の現代医療だけでしょう。多くの人たちは代替医療、自然療法という言葉を目にしたり聞いたりしたことがあるとしても、実際にそれらが何をするものなのか、そしてどれだけの効果があるのか、費用はどれだけかかるのかなど、わからないことだらけというのが現実ではないでしょうか。

自分の命にかかわる病気の治療法なのですから、何を基準に何を選ぶのかは、その人の人生観

現代医療の3大標準治療法

科学的根拠に基づく、最良の治療

①手術治療
②放射線治療
③薬物療法（抗がん剤治療）
※複数組み合わせる場合もある

それぞれの
治療の実績は？

どのような
効果が期待
できるのか

病状の比較は？

再発の
可能性は、
どの程度？

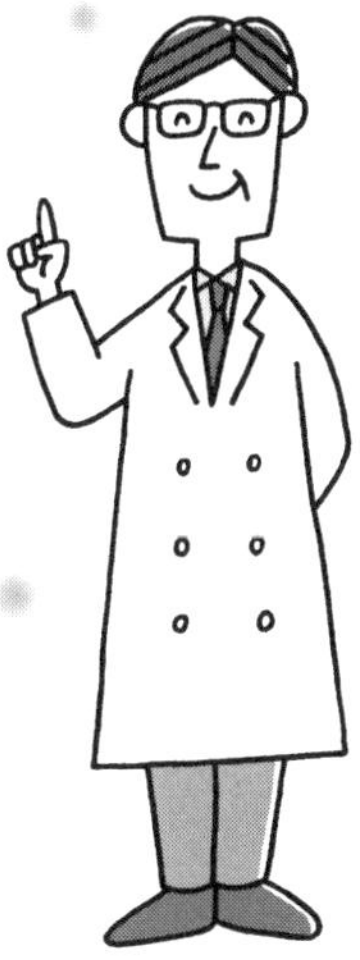

どのような
副作用や後遺症が、
どのくらいの
可能性で
起こるのか

注意点
主治医（担当医）に、それぞれの治療法のよい面・悪い面、疑問を確かめる。場合によっては、セカンドオピニオンを参考にする。

（「国立がん研究センター・がん情報サービス」資料を参考）

や価値観を色濃く反映します。進行がんを寛解させる方法、それはそんなに簡単に決められることではないと思うのです。では、何を基準に考えていけばよいのでしょうか。

代替医療、自然療法の分野は病院の治療と異なり、わかりやすく統一されていません。代替医療という言葉は、病院の治療に置き換わる治療の意味で使われます。先に少し触れましたが、実にさまざまな治療法が存在しています。

例を挙げると、食事療法、断食療法、運動療法、心理療法、温熱療法、温泉療法、さらには漢方・ハーブなどの薬草やサプリメントを使った療法、鍼灸《しんきゅう》、整体、気功、ヨガと実にさまざまです。食事療法といっても、玄米菜食、薬膳、西式健康法、マクロビオティック、ゲルソン療法、済陽式がん食事療法などがあります。自然療法は定義自体に曖昧な感じもあるので、代替医療のなかで科学的な手法によらないものを指すのだろうと、私は理解しています。こうした無数にある療法のなかから、患者さんは効果がありそう、自分に合いそう、費用的にも無理がないなどの観点で、何かを選んでいくことになります。しかし、選ぶ基準がはっきりしていないのが実情です。

私の場合は、たまたま書店で済陽式がん食事療法の本との出合いがあり、内容を熟読して納得できたので、非常に早い段階で闘病方針を決めることができました。結果的に完全寛解させることができましたが、進行がんを寛解させる方法は、１つだけではないようです。闘病方針を考えるうえで、私は３つの視点を大事にしていました。

何もしなければ、がんは消えない

病院の治療は手術・放射線・抗がん剤に代表されるように、体への侵襲《しんしゅう》、すなわちダメージをともないながら、病巣を取り除く手法がメインになります。

一方、代替医療や自然療法の多くは、「自然治癒力」を活用して改善を図るというものです。その自然治癒力というのは、体に本来備わった「病気から治ろうとする力」のことです。その自然治癒力によって、がんの「自然退縮」、つまりがん細胞が消滅していくのです。新型コロナウイルス禍にあって、「免疫力」という言葉が広く知られるようになりました。この免疫力も自然治癒力のひとつで、がん細胞を殺してがんから体を守ります。

肝に銘じてほしいのは、一見矛盾しているようですが「がんの自然退縮は、自然には起きない」ということです。これが１番目の重要な視点です。

健常な人でも、体内では毎日５０００個のがん細胞が生まれています。自然治癒力のおかげで、がん細胞のそれ以上の増殖が抑えられ、がんにならずにすんでいます。がんが発症すると、がん細胞の数は膨大になります。１センチ大のがんは、10億個のがん細胞のかたまりです。健常な人のレベルの20万倍にもなります。５センチの大きさのがんならば、２５０万倍です。そこまでがんを育ててしまったということは、その人のがんを食い止める自然治癒力が衰えていたからにほかなりません。自然治癒力に頼るためには、まず自然治癒力を高める努力をしなくてはいけません。「努力なしには、がんは自然退縮しない」のです。自然治癒力については、第４章で詳述します。

進行がんに、「特効薬」はない

２番目の視点は、「進行がんに効く特効薬はない」ということ。「唯一の方法」というものもありません。

特効薬とは、「これさえやれば、がんは治る」という治療法や薬のことです。進行がんの特効薬は現代医療には存在しませんし、代替医療や自然療法にもありません。存在するのであれば、その方法が標準治療になっているはずです。ましてや、日本人の３人に１人ががんで死ぬような事態にはなっていません。「夢の特効薬」と期待される新薬や治療法が開発・発表されて話題になることがありますが、臨床段階になるとさまざまな課題が浮かび上がり、結局は「特効薬と呼ぶにはまだ早かったかな」となるというのが現実です。

とはいっても、未来に希望がないわけではありません。１９４０年代までには、日本に結核が蔓延《まんえん》し、多くの人々が亡くなりました。がんは現在の日本の国民病ですが、昔は結核が国民病でした。その「不治の病」と言われた結核も、医療の進歩のおかげで特効薬が生まれ、１９５０年ころまで10万～15万人ほどあった死者数がいまでは2000人程度になっています。がんも、いずれそうなるはずです。

現在、進行がんの寛解や完治を可能にする方法はあるのでしょうか。世の中には、いくつかの実績のある治療法が存在しています。それらは、すべてが多少なりとも有効な方法を複数積み上げた「合わせ技＝パッケージ」です。合わせ技を構成する一つひとつの方法には、それぞれががんの進行抑制の効果が数パーセントに留まっていても、合わせ技にして日々継続することで、有効率が桁違いに上がり、寛解・完治が可能になるのです。

そのことは、食事療法にもあてはまります。実績のある食事療法というものは、それ自体がさまざまな有効な食材の組み合わせと、禁忌（タブー）とされる食材の排除で成り立っています。単一の食材や、栄養素だけで成り立っているわけではないのです。

一つひとつの食材や栄養素の効果は、多くの研究機関や大学の研究室などを通じて、ある程度の有効性が確認されています。「某研究所によると、〇〇にはがんの予防効果があることがわかった」とか「某大学で、〇〇のがんの発症リスクを低減する効果が検証された」といったような報道を目にしたことがありませんか。しかし、一つひとつの食材や栄養素だけでは、多くの進行がんの患者さんを救うだけの力にはなりません。

さまざまな有効な食材の組み合わせと、禁忌とされる食材の排除で注意深く設計された合わせ技であるうえに、十分に多くの患者さんたちに適用されて、高い効果が立証されている必要があります。そのような科学的裏づけのある食事療法を選ぶことも、とても大事だろうと思います。

世の中には、多くの代替医療や自然療法がありますが、「これさえやれば大丈夫」というものには気をつけなければならない、と考えています。「これが唯一のがんの治し方」などと主張する療法は、疑ってかかるべきです。

根拠ある闘病方針を持つ

がんは努力しないと自然退縮しない、進行がんに効く特効薬はない。こうした現実があるのですから、患者さんは闘病方針の柱になる治療法に、何をどういう基準で選ぶのかということがとても大事になります。

『ガンに打ち勝つ患者学』と『がんが自然に治る生き方』の2冊の本は、末期がんから生還した患者さんの多くが健康になるために日常的に努力し、治療の主導権を持っていたことを教えてくれました。現代医療だけに依存するのではなく、代替医療や自然療法を自分の闘病に取り入れるのであれば、このような考え方はとても大事になるでしょう。

しかし、病院ではまだまだ患者さんが自分で治療法を決めることはできません。エビデンスに裏づけられた、標準治療のガイドラインというものが決まっているからです。ですから、いわば

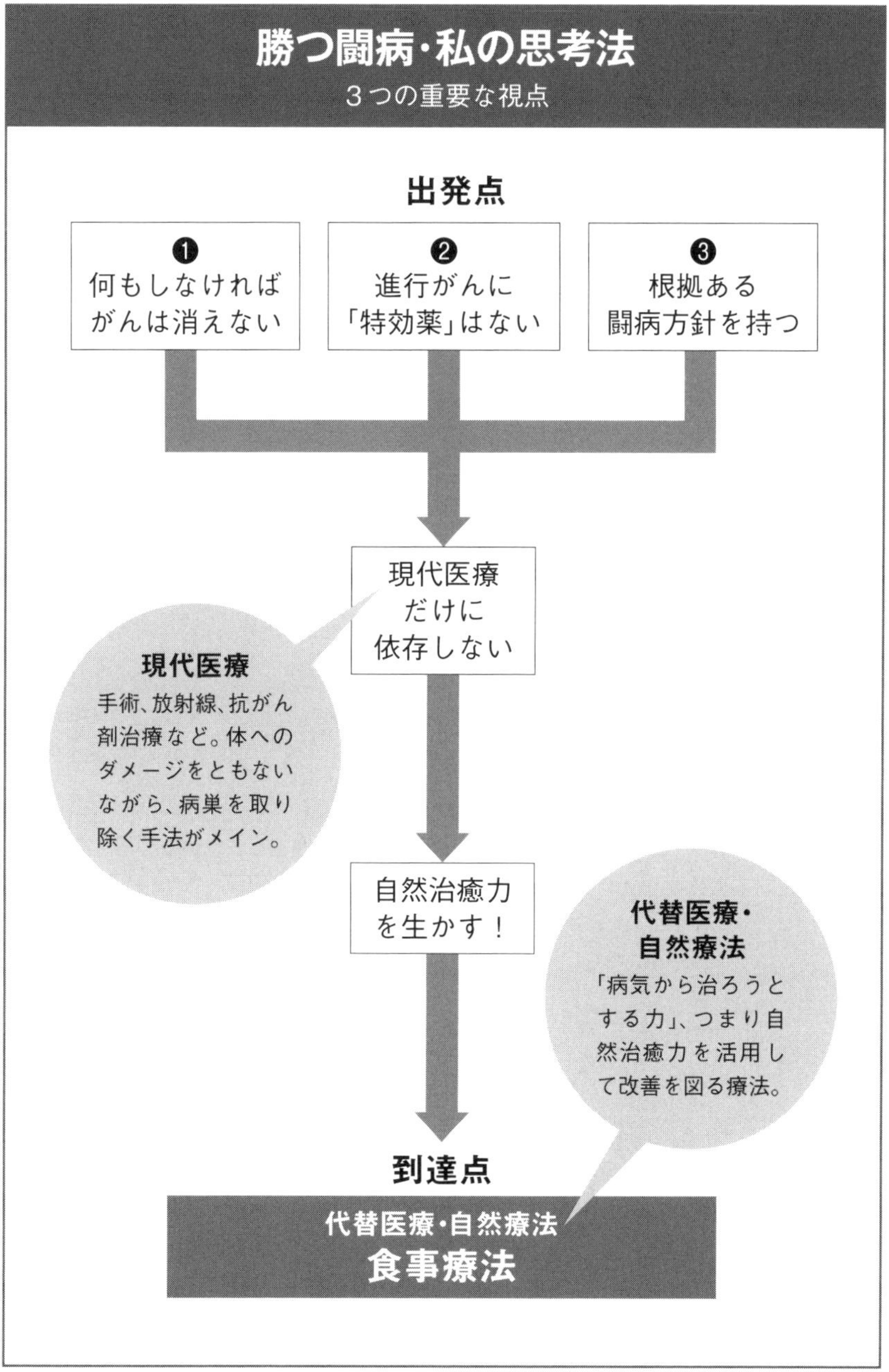
勝つ闘病・私の思考法
３つの重要な視点
出発点
❶
何もしなければ
がんは消えない
❷
進行がんに
「特効薬」はない
❸
根拠ある
闘病方針を持つ
現代医療
だけに
依存しない
現代医療
手術、放射線、抗がん剤治療など。体へのダメージをともないながら、病巣を取り除く手法がメイン。
自然治癒力
を生かす！
代替医療・
自然療法
「病気から治ろうとする力」、つまり自然治癒力を活用して改善を図る療法。
到達点
代替医療・自然療法
食事療法

新米のがん患者さんは、闘病方針を自分で考えるという視点が乏しくなってしまうのです。

闘病方針の主導権を持つ。そのための最初の一歩は、自分なりに考えた闘病方針を書き出してみることです。闘病方針といっても、専門的なことを書く必要はありません。

自分は命を脅かすような重篤な病気になってしまったけれど、自分ならこんなふうに病気に向き合いたいとか、自分ならこんな闘病生活を送って過ごしたいとか、そんなところから始めたらよいのではないかと思います。ここで重要なのは、決めた方針に必ず根拠があることです。これが３番目の重要な視点です。では、根拠を持つというのはどういうことか。次項で、ご一緒に考えてみましょう。

ワクワクする闘病方針を書いてみた

自分の生存を懸けた闘病の旅に出るとき、手ぶらで旅立ちはしたくありません。

自分がどこへ行こうとしているのか、そこに到達するにはどのような道を通っていけばよいのか。そのためには地図が必要です。地図がなければ、あっという間に迷子になってしまいます。

ただ、完全な地図を求めるのは、神様でもないかぎり無理なこと。不完全な存在である人間ができるそのひとつが、「根拠ある闘病方針を持つ」ことだと思うのです。

闘病方針を書くにあたり大事にしたいのは、ワクワクするかどうか。なによりも、自分がワクワクしなければ、困難に立ち向かうエネルギーも生まれてきません。

「最悪を受け入れる」

私が好きな言葉です。世界的な超ベストセラー『道は開ける』のなかで、著者のデール・カーネギーが「最悪の状態を受け入れたとき奇跡が始まる」と書いているのです。

①起こりうる最悪のことを考えてみる
②その最悪のことを受け入れる
③最悪のことを改善する

この３つのステップは、問題解決の魔法だそうです。真の心の安らぎは、最悪を受け入れることで訪れるのだとか。最悪のことを受け入れてしまえば、もはや失うものはありません。そこからはなんでも手に入る、とも書いています。余命宣告を受けた患者にとって、最悪の事態は死です。余命宣告を受けたことで、「最悪＝死」を受け入れざるをえません。しかし、カーネギーに言わせれば、それは奇跡の始まりでもあるのです。

10年前（原稿執筆時からさかのぼって）、余命宣告を受けて、１ヵ月余の病床生活を余儀なくされました。その間、生きるための道を探し、そして闘病の理念、治療の理念とその方針を考え抜いてワクワクしながら文字にしました。

〈闘病理念〉

①闘うべき相手はがんではなく、自分の体質と生活習慣

②がんは病気の名前のようでありながら、実は自分の体質のこと

③私の治療理念とその方針に基づく闘病

〈治療理念〉

①いまあるがんの完治

②再発しない体質づくり

③できるだけ健康的な治療プロセス

〈治療方針〉

①済陽式がん食事療法に真剣に取り組む

②抗がん剤治療を開始し、食事療法と併用する

③禁酒・禁煙

④運動と入浴の習慣
⑤ストレスを減らして心の健康維持

その後も、ずっと堅持してきた闘病・治療の理念と方針です。

済陽式がん食事療法と抗がん剤治療の併用

治療の理念は、治療の目的・目標です。

私は「完全に治してやろう」という気迫を前面に出そうと、理念の最初に「いまあるがんの完治」を掲げています。3年かかりましたが、達成できています。

2番目の「再発しない体質づくり」は、がんは再発する病気なので、一生懸けてでも再発しない体質づくりをしなくては、という決意を表しています。不覚にも10年目に再々発してしまいましたので、まだ少し課題を残しています（最終章で詳しく述べます）。

3番目の「できるだけ健康的な治療プロセス」は、完治を目指すにしても、寝たきりとか抗がん剤治療や過酷な手術などで、ボロボロになりたくなかったということです。できるだけ健康的に、趣味のゴルフも続けながら、そして「人生の楽しみ」を味わいながら闘病したかったのです。

治療の方針は、治療理念を実現するための手段です。

結局、抗がん剤治療を受ける決断をしました。済陽式がん食事療法では、抗がん剤の副作用による体の侵襲を軽減するために、抗がん剤の量は標準量の7～8割がよいとしています。

私は喫煙していませんでしたが、お酒は毎日飲んでいました。それをきっぱりと止めることにしました。

適度に体を動かして血行をよくすることは、細胞の代謝を促進し、がんの改善に効果があります。運動することで爽快感を味わえば、ストレスの軽減にも役立ちます。そこで、日常的に無理のない程度の体操やウォーキングを心がけ、ときどきは好きなゴルフを楽しみました。

がんに関する知識を得るなかで、がん細胞は熱に弱いことを知ったので、入浴と遠赤外線サウナに入ることを励行するとともに、冬の防寒を徹底しました。

余命宣告を受けると、死を意識します。そのため、心がざわついたり、周囲の人々と冷静につきあえなくなったりします。私は瞑想や呼吸法などを取り入れて、心穏やかになるよう努《つと》めました。

私の闘病方針の根拠とは何か。前項で地図にたとえていますが、つまり目標地点にワクワクしながら到達するための道筋です。「目的＝ミッション」を達成するための「方法＝戦術」、と言い換えてもよいでしょう。私の闘病方針の根拠、すなわち方法は「済陽式がん食事療法と抗がん剤治療の併用」でした。

私の闘病方針

生きるための道

闘病理念

①闘うべき相手はがんではなく、自分の体質と生活習慣

②がんは病気の名前のようでありながら、実は自分の体質のこと

③私の治療理念とその方針に基づく闘病

治療理念

①いまあるがんの完治

②再発しない体質づくり

③できるだけ健康的な治療プロセス

治療方針

①済陽式がん食事療法に真剣に取り組む

②抗がん剤治療を開始し、食事療法と併用する

③禁酒・禁煙

④運動と入浴の習慣

⑤ストレスを減らして心の健康維持

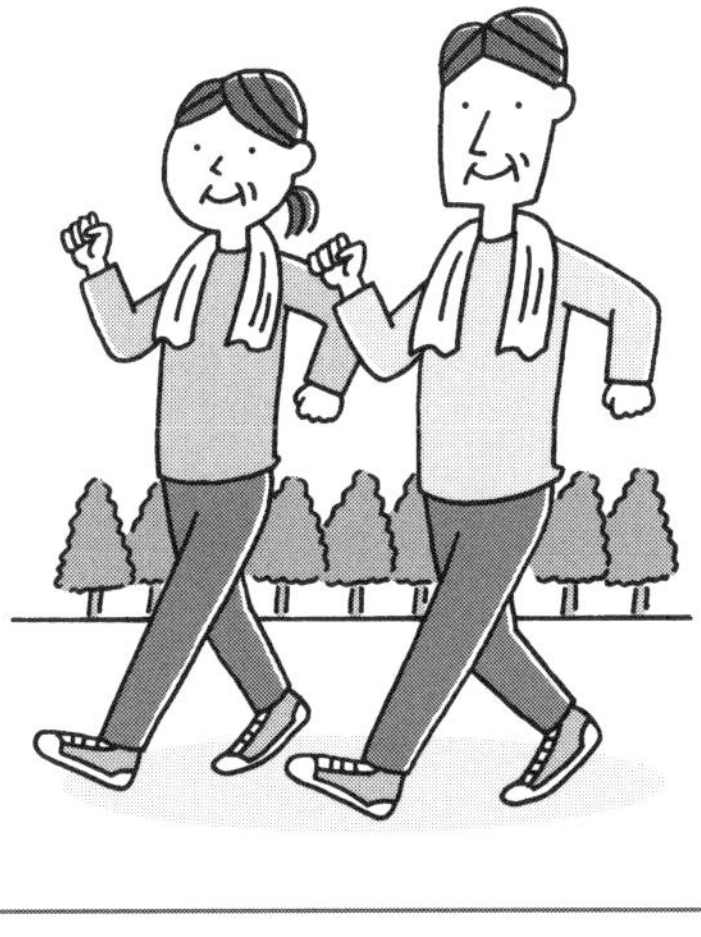

済陽式がん食事療法のおかげもあって、望外に元気に闘病できたので、かえって無理をしすぎて病状を悪化させるなどの失敗もありましたが、掲げた闘病方針をおおむね達成することができたと自負しています。

皆さんならば、どんなワクワクする方針を書き出しますか。「がんを克服して世界1周旅行をしてやろう」「がんを治したら、会社の業績を業界トップにしてやる」「幼い子どもたちをきちんと成人させて、立派な社会人にするまでは生き延びてやる」などなど。一人ひとりの個性や生き方が色濃く表れていることでしょう。私の掲げた闘病方針など、皆さんのそれに比べたらまだ控えめかもしれません。

第2章

なぜ、「済陽式がん食事療法」を選んだのか

自分に最適な治療法の見つけ方

ステージⅣのがんでも、有効率60・6パーセント

私が済陽式がん食事療法を選んだいちばんの理由は、進行がん・晩期がんに対する実績が数字できちんと明示されていたからです。

この実績（次頁）は、済陽先生の西台クリニック（東京・板橋区）を受診して食事療法を実践したがん患者さんの統計であり、食事療法と現代医療を併用した患者さんの統計でもあるのです。

済陽式がん食事療法の有効実績は、一貫して6割以上を維持しています。部位ごとに統計を取り、「完全寛解（完治）」「改善（寛解）」「不変」「進行」「死亡」の5段階で評価し、完全寛解、改善を有効率にカウントしています（現代医学ではその実績を示す標準的なやり方のようです）。対象は、ほとんどがステージⅣの進行がんと晩期がんです。

２００９年当時は、症例数１１０に対して有効率66・３パーセントでした（このときは不変例も含んでいます）。完全寛解例が12パーセント近くもありました。２０１７年には、症例数が5年の観察期間を経た５０５例で、有効率は60・６パーセントです。寛解は14パーセント。がんの種類にもよりますが、一般的なステージⅢ〜Ⅳの5年後生存率は20パーセント未満なのです。

晩期がんの名称は、済陽先生による造語です。晩期がんは末期がんに比べて半年くらい延命の可能性が高く、その間に食事療法をはじめとしたいろいろな治療法を施すことで、完治・改善の

「済陽式がん食事療法」を選択した理由

有効率66.3%の治療実績

2009年 **有効率66.3%**（症例数／有効例〈寛解＋改善＋不変〉）

臓器別症例	完全寛解	改善	不変	進行	死亡	総計
胃がん	2	8	0	1	7	**18**
大腸がん	2	16	1	0	13	**32**
肝臓がん	1	1	1	0	0	**3**
膵臓がん	1	3	0	0	3	**7**
胆道がん	0	3	0	0	4	**7**
食道がん	2	1	0	0	2	**5**
前立腺がん	2	4	0	0	2	**8**
悪性リンパ腫	1	6	0	0	1	**8**
その他	2	16	0	2	2	**22**
総計	**13**	**58**	**2**	**3**	**34**	**110**

［対象］観察期間5年間のⅣ期の進行がん、晩期がん

2017年 **有効率60.6%**（症例数／有効例〈寛解＋改善〉）

臓器別症例	完全寛解	改善	不変	進行	死亡	総計
胃がん	7	32	2	2	20	**63**
大腸がん	11	72	2	2	36	**123**
肝臓がん	5	10	0	1	12	**28**
膵臓がん	7	27	1	1	26	**62**
胆道がん	3	10	0	3	12	**28**
食道がん	5	4	0	0	7	**16**
前立腺がん	10	24	7	7	5	**53**
乳がん	9	28	1	6	19	**63**
肺がん	3	11	2	1	5	**22**
悪性リンパ腫	3	13	0	2	3	**21**
その他	8	4	3	5	6	**26**
総計	**71**	**235**	**18**	**30**	**151**	**505**

［対象］観察期間5年間のⅣ期の進行がん、晩期がん

Ⅲ・Ⅳ期のがん➡5年の生存率20%未満

（国立がん研究センターの資料を参考）

可能性が出てきます。

末期がん、晩期がん、進行がん、再発がん、広範囲浸潤のがんを一括《ひとくく》りにして「難治《なんち》がん」と言うこともあります。手術や抗がん剤など、さまざまな治療法を駆使しても完全に治りきらないがんです。私の進行がんは、まさに難治がんでした。

進行がんに対して、ここまで高い有効率を明示している代替医療は、私が調べた範囲ではありませんでした。１１０人中58人が改善し、13人が完全寛解しているという事実、これが、私が済陽式がん食事療法を選択した決め手になったのです。

残念ながら、亡くなった患者さんが３割ほどいます。後日、済陽先生にこのことを伺うと、亡くなった患者さんたちは腸閉塞を起こして食事ができなくなったり、食事療法を途中で止めてしまったり、長期的な抗がん剤の使用で免疫力が低下しすぎたりした人たちだということでした。

つまり、きちんと食事療法を続けているかぎりは、実は有効率は６割どころか、もっと高いということも示唆《しさ》していたのです。

私の難治がんは、標準治療だけだと余命13ヵ月。その差は途方もなく大きなものでした。ですから、これだけの実績を持つ済陽式がん食事療法を、私は安心して闘病方針の柱に据えることができたのだと思います。

「がん患者さんの特殊な例」に着目

ここで、私の恩人と呼ぶべき済陽先生をご紹介しましょう。

済陽先生はがんを治す医師になりたいと強く思い、消化器外科医の道を選んでいます。消化器は、全病気の約半分が発生する臓器です。とくに、がんが多く発生する部位です。医師の道を歩み始めた当時の常識では、「がんは手術で切除して治すもの」だったため消化器外科医こそがんを治す専門家の筆頭だと思っていたようです。

外科医になって30年目にあたる２０００年までに、執刀した手術は約４０００例。そのうち、約半数が消化器がんの手術だったとか。

先生は手術の腕を磨き、より多くの患者さんのがん病巣を的確に切除することが、自身の初心である「がんを治す」ことへの最も大きな貢献になると信じていました。

ある時期を境に、先生はこの考えに疑問を抱くようになります。手術・放射線・抗がん剤という、現代医学の3大療法だけでは、「がんを治すには限界があるのではないか」という疑問です。

漠然と抱いていたその疑問を確信に変えたのは、２００２年に行ったがん患者さんの追跡調査でした。外科医にとって、手術を行った患者さんについての追跡調査は、自身の手術成績を客観的に知る重要な指標になります。先生は、自身や後輩が手術をした消化器がんの症例１４０６例を調査したのです。

すると、5年生存率、つまり患者さんが手術を受けてから5年後に生存されていた割合は52パーセントでした。すなわち、手術自体は成功したにもかかわらず、48パーセントの人は5年後までに再発して亡くなっていたのです。

この結果に、先生は愕然《がくぜん》とします。一般に、「がんの治癒」は5年生存率が目安とされています。その割合がほぼ半数で、残り半数が亡くなるなら、いったいなんのための手術なのか、と先生は自問自答を重ね、「もっと治癒率を上げなければ」という思いに駆《か》られました。

それには、どうすればよいのか。先生が注目したのは、１９９４年ごろから関心を抱いていた「がんと食事」の関連でした。

当時、がんが進行していて十分な手術ができず、がんを取り残したまま自宅療養に移った患者さんのなかに、少数ながら「特殊な例」が見られました。それらの患者さんは、がんを取り残しているのに、定期検査に訪れるたびに検査結果がよくなり、見た目にも元気になるのです。画像診断でもがんがしだいに縮小し、やがて完全に消失する例も現れました。

そうした人たちの共通点は、自宅療養に移行してからの「徹底した食事療法」でした。人によって細かい点は違っても、野菜を中心とした植物性食品の摂取、動物性食品や脂肪・塩分制限などは共通していました。

そこに、「治癒率を上げる大きなヒント」を見た先生は、がんの食事療法（栄養・代謝療法）について本格的に研究し始めました。

国内外の文献を読みあさり、この分野の先輩たちの業績に学び、徐々に食事療法をがんの治療に取り入れ、さまざまな症例を体験しました。こうして、先生はがんに効果的な食事指針・済陽式がん食事療法を確立したのです。

「医師が治す」医療から、「患者さんが治る」医療へ

食事指導を行い始めると、「食事を変えることで、こんなにもがんが抑制できるのか」と、先生には驚きの連続でした。

済陽式がん食事療法の基本ポイントは、大量の野菜や果物の摂取、動物性の脂肪・たんぱく質の制限、塩分制限、未精製の穀物の摂取などです。

この研究の成果を、現在、食事指導を希望される患者さんたちに適用しています。そのなかには胃がん、大腸がん、肝臓がんといった先生の専門である消化器がんだけでなく、乳がん、肺がん、前立腺がん、悪性リンパ腫などの患者さんも含まれています。

あちこちの医療機関で治療を受けられ、手遅れなどと言われて行き場を失った患者さんや、ホ

スピス（がん末期の患者さんの肉体的苦痛と精神的不安を軽減するために、幅広い治療や介護を行う施設）に行く寸前に来られる患者さんも少なくありません。

そういった晩期がんでも、きめ細かい食事指導をしながら丹念に治療すると、６〜７割は改善します。なかでも、食事療法の効果が表れやすい乳がんや前立腺がんの改善率は７〜８割に及びます。

誤解しないでいただきたいのですが、先生は手術・放射線・抗がん剤という現代医学の３大療法を否定しているわけではありません。これらはがんの診断が下ったあと、最初に受けるべき治療手段です。実際、この３大療法を私・志澤も行っています。先生の専門である消化器がん以外のがんについては、それぞれの専門医の診療を仰ぎつつ、食事療法を指導しています。

「栄養・代謝・免疫といった、患者さんの体の側の条件を考慮せずに３大療法だけで突き進めば、がんの治癒率はどうしても頭打ちになる。３大療法に、栄養状態を改善し、代謝を整え、免疫を高める食事療法を加えて、３大療法との最もよいコンビネーションをとれば、治癒率は飛躍的に高まる。それだけでなく、患者さんのＱＯＬ（クオリティー・オブ・ライフ＝生活の質）も格段に上がる」と、先生は言っています。

済陽先生の本との出合いは、私はまさしく天からの啓示だと思っています。そして、先生の指導が受けられ、本当によかったと感じ入っています。

先生は、

「21世紀の医療は、『医師が治す』医療から、『患者さんが治る』医療にシフトしていく。手術や薬やあらゆる手段で、それを手助けし、後押しするのが医師の務めだ」

と説かれています。

エピソードよりエビデンス

病床での１ヵ月余、数多くの代替医療、自然療法の検討を重ねました。気がついたのは、「チャンピオン（１番）・データだけの療法」がいかに多いかということでした。

「末期がん患者に奇跡を起こした」などと謳《うた》い、いくつかの実例を出してその効果をアピールする療法が目につきます。現代医療では手の施しようがなくなった末期がん患者の実例が２、３例示されているのです。これを、その代替医療がいちばん効果を上げた実例、つまり「チャンピオン・データ」と呼びます。

私が重視したのはチャンピオン・データ、いわば「エピソード」ではなく、たとえば１００人の患者さんがその療法を実践したら、何人の患者さんが寛解したのか、という実力値、すなわち有効率という「科学的根拠＝エビデンス」です。実践した患者さんすべての数をはっきり示していて寛解率と改善率、それぞれ記載されていることが大事なのです。
チャンピオン・データだけだと、実際に寛解したのは１００人に３人だけだった、という事実もありえます。ですから、有効率を開示していない療法に、私は自分の命を預けようとは思いませんでした。有効率が明示してあれば、その有効率を比較して自分の闘病方針に取り入れるかどうか判断することができます。

実は、私は闘病初期に、ある有名クリニックの免疫療法に心動かされて、それを詳細に検討したことがあります。しかし、開示されていた有効率は、完全寛解と改善を合わせても13・4パーセントというものでした。済陽式がん食事療法は66・3パーセント（当時）でしたから、私が免疫療法を選ばずに、済陽式がん食事療法を取り入れたのは、ごく自然なことでした。

現時点では、進行がんには単一の特効薬はありません。進行がんを寛解に導くのは、合わせ技（パッケージ）なのです。私が選んだ済陽式がん食事療法も有効率6割以上のパッケージ品です。それを構成する一つひとつの食材は、いわばパッケージ品をつくるための「部品」です。

繰り返しますが、済陽式がん食事療法は、済陽先生が良質な部品を選んで組み合わせ、避けるべき部品を排除し、医学的・科学的な根拠と豊富な臨床例で高い有効率を実現し、かつ危険性を極力排除したパッケージ品なのです。

世の中にはさまざまな部品を紹介する書籍や雑誌、テレビ番組、インターネット情報が溢《あふ》れています。テレビの人気番組で、「この食材ががん予防に効果があるとわかった」と取り上げると、スーパーマーケットからその食材がすぐさま消えてしまいます。書籍・雑誌でも食材、サプリメント、温熱、自律神経の調整、心の働きなど、多角的にがんの治療・予防法を途切れることなく紹介していますが、その多くは部品の陳列に留まっています。

余命宣告を覆す旅に出るとき、よい部品を手にしなくてはよい闘いができません。ただ、良質の部品を組み合わせて高い有効率を持つパッケージにするのは、ある意味で済陽先生のようなプロの仕事だと思います。昨日今日に余命宣告を受けたばかりの患者さんは、その道のプロではありません。

進行がんのような命にかかわる問題でなければ、創意工夫して自分なりのパッケージをつくってもよいかもしれません。失敗しても、またやり直すことができます。しかし、進行がんの患者さんに与えられた時間はけっして多くはありません。1つの方法を始めたら、最低でも2～3ヵ月は続けなければ体は変わっていきません。13ヵ月という時間はあっという間ですから、うまくいかないからとやり直しはできないのです。

ですから、やはりプロの手によるパッケージとして高い有効率がある治療法を選ぶことが、私は大事だと思います。

治療は「基本プラン」と「オプションプラン」の2本立て

がんは怖い病気ですから、できることはなんでもやりたい、と思うのが人情というものではないでしょうか。進行がんの患者さんの多くは自分に合いそうなもの、効果がありそうなもの、そして費用も時間も無理がないもの、それらを可能なかぎり取り入れていきたいと思います。そこに働く心理は、次のようなものと思われます。

- **進行がん、転移・再発がんは死に至る病気である**
- **何度もやり直す時間はない**
- **少しでも助かる確率、よくなる確率を高めたい**
- **悔いのない闘病をしたい**
- **病状が途中で悪化すると、気が動転してなんでもやりたくなる**

私もそうでした。闘病開始のごく早い時期から、済陽式がん食事療法を選びましたけれど、実は試行錯誤しながらほかの代替医療にも手を出しています。私は揺らぐ気持ちを抑えるために、闘病方針を「基本プラン」と「オプションプラン」に分けて考えることにしました。いわば、携帯電話の契約形態の基本プランとオプションプランみたいな感じです。ぜひ、皆さんにすすめたい考え方です。

基本プランには、その方法だけで有効性がきちんと実証されたものが望ましいと考えています。つまり、パッケージ品です。基本プランがしっかりしていれば、それだけで進行がんを寛解させる可能性が一気に高まります。多少の失敗やつまずき、不測の事態が起きても、土台がしっかりしているので大崩れする危険性も低くなります。長い闘病生活には、トラブルがつきものです。怖いのは、そこから一気に崩れてしまうことです。この安心感も、きわめて大事です。

私の基本プランには、現代医療も含まれています。済陽先生が、現代医療の併用を条件としているからです。

リンパ節転移など遠隔転移（がんが最初に発生した原発巣から他の臓器や器官に移動し、増殖すること）があれば、根治を目的とする手術や放射線治療の対象にはなりません。抗がん剤治療が主体になりますが、抗がん剤にはがん細胞に侵襲を与える一方で、正常細胞も傷つけて免疫力を弱めたり、使用しているうちにがん細胞が薬に対する抵抗力（耐性）を持ち始めて効かなくなったりするというマイナス面があります。

ステージⅠやⅡの比較的早期のがんでは、副作用が出る前に抗がん剤治療を終了して治癒に導く例はよくみられます。しかし、進行がんは長期の闘病が必要になるので、最初は順調でもしだいに抗がん剤の弱点が問題になってきます。

そこで、そうした弱点を補える療法を併用する必要が生じます。済陽先生は「なかでも、最も効果を発揮するのが、臨床試験を通じて食事療法だと確信している」と言っています。先生によると、食事療法はがん細胞を撲滅《ぼくめつ》する切れ味の点では抗がん剤にかないませんが、免疫力を強化するとともに、がんが好む栄養素を制限して兵糧攻めにする効果があるそうです。

抗がん剤に食事療法を併用すれば、免疫力低下を防ぎ、体の侵襲を少なくしながらがん細胞を攻撃できます。基礎体力を支える効果もあるので、抗がん剤の副作用を抑えるのにも役立ちます。最悪の場合、医療機関で「もう治療法がありません」と告げられる事態になったとしても、食事ができるかぎり食事療法は継続できます。

がんの治療は、かつては医師まかせでしたが、いまや患者さんの側も前向きに取り組んで、医療者と二人三脚で取り組む時代です。こうした時代に真価を発揮できる療法の代表が食事療法だと、私は思うのです。

オプションプランは、基本プランのパッケージの上にのせていく追加の部品です。メディアで紹介されている、闘病に効果のありそうな治療法を選んで追加していけばよいでしょう。

がん患者さんにはそれぞれ個性や価値観があり、体質もあります。自分に合ったやり方を模索したいという心理もあると思います。ですから、やってみたいことを取り入れること自体は、私

治療法は２本立て

「基本」と「オプション」の治療プラン

1 基本プラン
合わせ技（パッケージ）の
代替医療・自然療法
＋
３大標準治療法

＋

2 オプションプラン
さらに、
基本プランに
代替医療・自然療法を
組み合わせる

↓

私の場合

1 済陽式がん食事療法
＋
抗がん剤治療
合わせ技それぞれ、
有効性が実証されている

＋

2 遠赤外線ドーム型サウナ
コーヒー浣腸
高濃度ビタミンＣ点滴
やりたい療法をやる。
基本プランを
阻害するものはＮＯ！

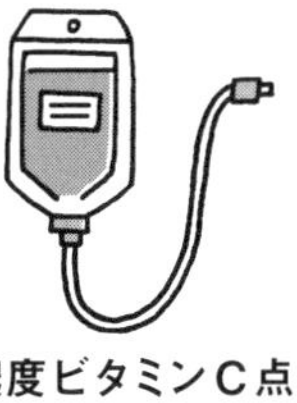

高濃度ビタミンＣ点滴
副作用のない抗がん剤。

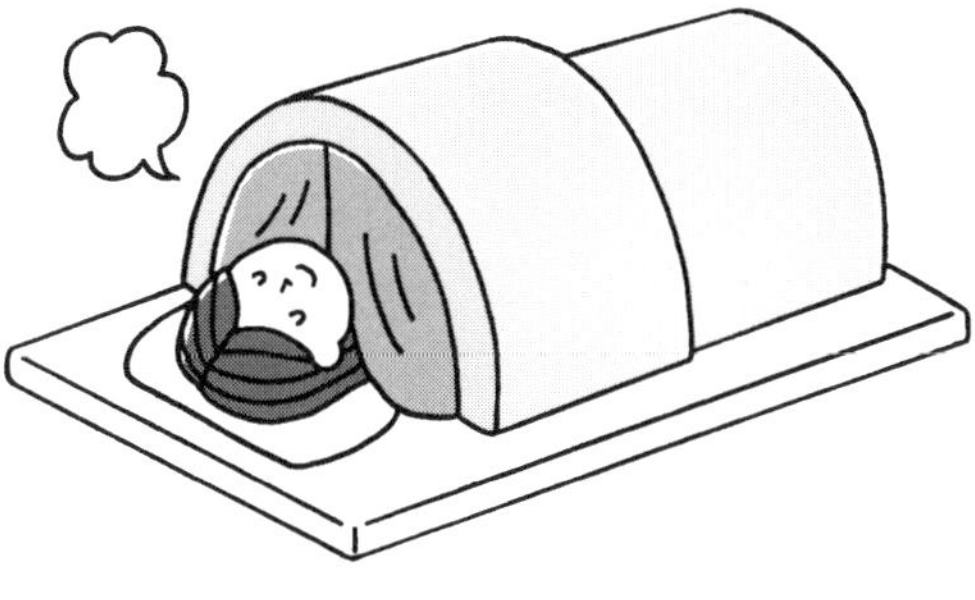

遠赤外線ドーム型サウナ
温熱療法の一種。

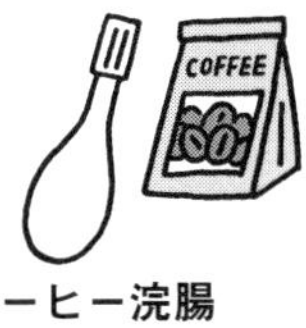

コーヒー浣腸
解毒・鎮痛作用が高い。

はおおいに賛成です。そのほうがワクワク感もあって、闘病に身が入るというメリットは計り知れないものがあるでしょう。自分が好む部品を選んで、基本プランのパッケージにのせていけば、自己流の闘病方針がつくれるという楽しみも生まれます。

私のオプションプランは「遠赤外線ドーム型サウナ」「コーヒー浣腸」「高濃度ビタミンC点滴」でした。

遠赤外線ドーム型サウナは温熱療法の一種であり、がん細胞が熱に弱い性質に目をつけて始めました。闘病の開始とともにインターネット通販で購入し、自宅で使用していました。

コーヒー浣腸は食事療法の古典ともいえるゲルソン療法で、解毒の定番中の定番です。肝臓の解毒作用に優れていて、がん細胞が免疫細胞に殺されたときなどに発生する毒素を迅速に解毒します。鎮痛作用も高く、がんの痛みに効くようですが、私は抗がん剤の副作用の痛みを取るのに使いました。

高濃度ビタミンC点滴は、済陽先生の西台クリニックで行いました。ノーベル賞を2度も受賞したアメリカのライナス・ポーリング博士が生みの親です。「副作用のない抗がん剤」の位置づけで、継続して点滴していると抗がん作用が高いようです。

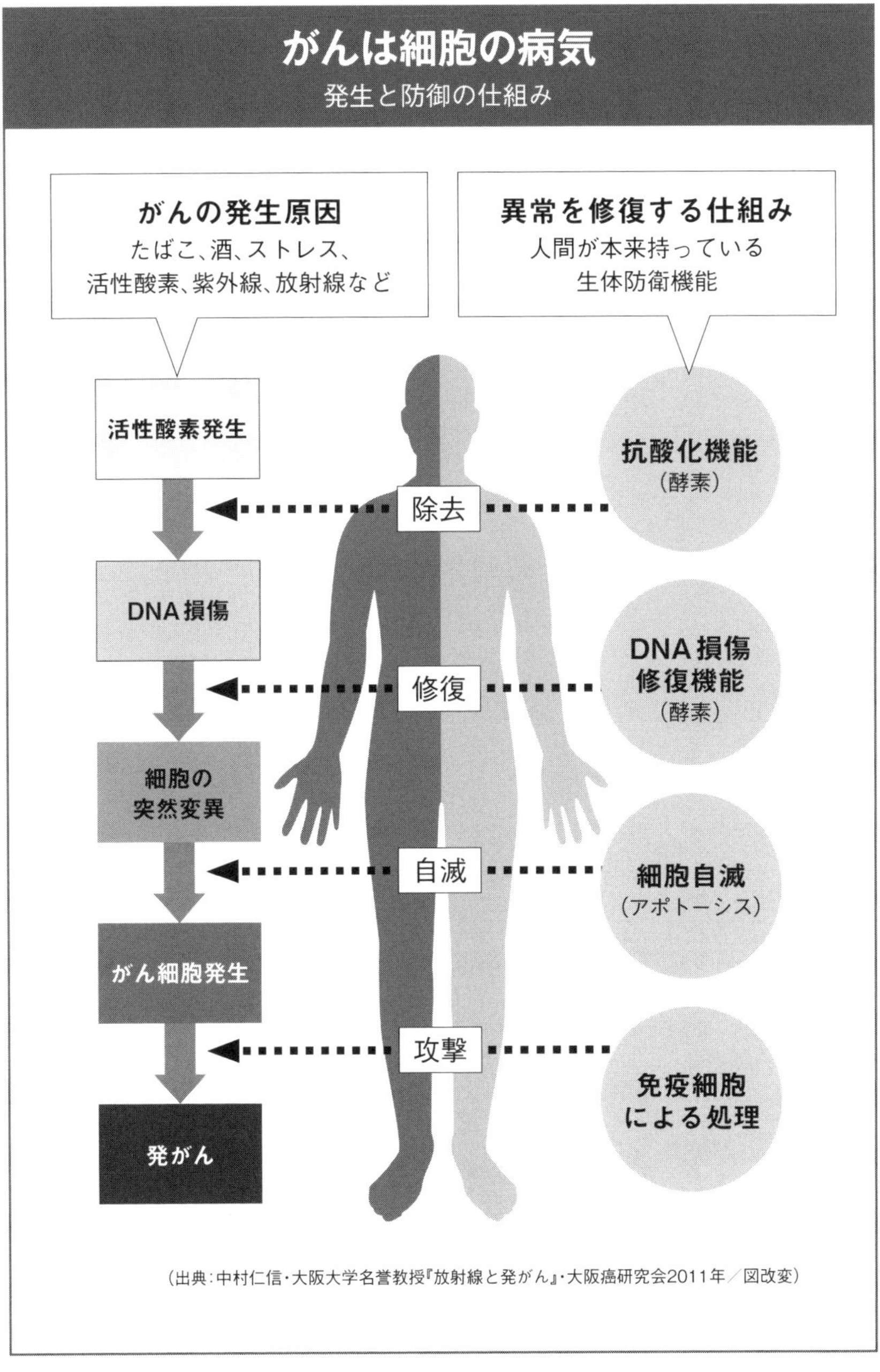

（出典：中村仁信・大阪大学名誉教授『放射線と発がん』・大阪癌研究会2011年／図改変）

やってはいけない自己流アレンジ

基本プランとオプションプランを考える際に、ぜひ注意したい点があります。

基本プランはパッケージ品を選ぶのですが、その内容をいじらないことが大事です。なぜなら、パッケージ品はその組み合わせにおいて効果が実証されているのであり、変えてしまったものはもはや効果が保証できないからです。

たとえば、済陽式がん食事療法では塩分を厳しく制限します。ところが、世の中には健康のためには塩分は必要だという意見があるし、減塩料理は嫌だという人もいます。だからといって、そこで塩分制限を止めてしまえば、それは済陽式がん食事療法ではなくなります。そのことによって、有効率がどれだけ下がるかは、誰にもわからないことですし、結果は自己責任として受け止めなくてはならないでしょう。

基本のパッケージを自己流にアレンジするのは、かなりの「上級者」でないと無理があります。まずは、体質の改善がみられるまでは、忠実に実行することが成功の秘訣です。厳しくても、一定の効果が上がったり、闘病が終わったりすればゆるめていくことができます。

ところで、上級者とはどのような人でしょう。世の中には、余命宣告を受けてから、私のように10年はおろか20年、30年と人生を楽しんでいる人がたくさんいます。その人たちは自分のがんの性質や闘病法などを、経験を通じて深く知っています。人によっては度重なる再発すら克服し、そこから学んだ自己流のがんのつきあい方を持っています。私からすれば、上級者と思わざるをえない人たちなのです。

オプションプランの注意点は、基本プランと矛盾する治療法は選ばないということと、危険性です。オプションプランは、大方の人はメディアで「健康によい」「がんに効く」と広く知れ渡っている療法を選ぶのではないでしょうか。しかし、単体でみるといくら魅力的でも、基本プランのパッケージに合わないものがあります。このようなオプションプランは採用しないほうが安全です。

済陽式がん食事療法では、摂るべき油脂はオリーブオイルやごま油、菜種油、そして魚介類に豊富なオメガ3（n‐3）系脂肪酸（DHAやEPA）だけです。私は闘病中、サラダ油はもちろん、健康によいとブームになったココナツ油もヤシ油もけっしてオプションプランとして摂りませんでした。また、糖質（炭水化物）ダイエットもしませんでしたし、糖質の代わりにたんぱく質、脂質を増やすこともしませんでした。済陽式がん食事療法の高い有効性を、そのことで損ねてしまいかねないからです。

危険性というのは、なんでも極端なやり方をすると弊害が生じるということです。たとえば、がんに有効だという栄養素のサプリメントであっても、過剰摂取には危険をともなう場合があるのです。栄養素には欠乏症という害とは逆に、過剰症という医学的な害もあります。

私のがんは、過度のストレスと過度の飲酒が原因

私は、主治医からがん患者さん一人ひとりのがんになった理由は特定できない、と言われたことがあります。自分のがんの原因は、自分で思いあたることを考えるしかないのでしょうか。私の場合は、おそらく過度のストレスと過度の飲酒だと思っています。

前章で述べていますが、私は自分ががんと宣告されるまで、がんに関する知識はほぼゼロでした。闘病開始から済陽式がん食事療法に取り組むことで、がんは確実に小さくなり、最後は消えていきました。その効果を体感しつつも、しばらくの間、「食事療法が効くのはなぜなのだろう」という思いがついて回りました。

食事以外の原因でがんになった（と自分では思っていた）のにもかかわらず、食事療法でがんがよくなるのは、「因果の法則」という観点からみれば、根本原因とその対処法が違うので腑《ふ》に落ちなかったのです。ゼロとは思いませんが、私の場合は食生活との因果関係はなかったと思っています。

がん発症のきっかけは、遺伝子になんらかの理由でついた傷です。それががんという病気として人間の体を蝕《むしば》み、死に追い込むまでに成長してしまうのは、偏《かたよ》った食生活、喫煙、毒素の摂

取、感染症、乱れた生活習慣などの環境に長期間（数年間から10年くらい）、身を置き続けることによります。いまは「疫学《えきがく》」によって、がんを育てるさまざまな要因が明らかにされています。疫学は伝染病・感染症の原因の究明や予防の観点から発達した科学的手法です。不特定多数の集団を対象にして食事、生活習慣、環境、遺伝などさまざまな要素を調査分析して、統計手法を用いて明らかにしていきます。

闘病開始から2年が経過して、転《てん》移《い》巣《そう》がすべて消失したころ、ある考えを持つに至りました。この考えを実証する科学的な説明に出合ったことがないので、あくまでも私の仮説です。がんはつまるところ細胞の病気ですから、細胞というミクロ（微小）の視点で考えればすべてつじつまが合う、という考え方です。

がんの原因を食事、生活習慣、ストレス、職業病や環境、放射線、汚染物質などの外的要因に求めるのは、人体からするといわばマクロ（巨視的・ミクロの反対語）にみた捉え方です。マクロな視点からの原因がなんであれ、それをミクロにみるのであれば、がんは細胞の病気であるという一点に尽きるのではないでしょうか。

がんは寿命のある正常細胞ががん細胞化して自然死（アポトーシス）できなくなり、異常に増殖を繰り返して人体を蝕んでいく病気です。がん細胞は細胞が正常に代謝できなくてできた、いわばできそこないのような細胞です。がん治療をミクロの視点で言えば、細胞が正常に代謝・分裂して自然死を迎えられるようにすることなのです。もしくは、免疫細胞を活性化させて、がん細胞を退治するということになります。

そのためには、血液を介して運ばれる栄養素と、老廃物を排泄する正常な血流やリンパ流が必要になります。これをマクロでみれば、次のようなことがおもに考えられます。

●食事で必要な栄養素を摂る
●食事で悪いものは摂取しない
●過度のストレスで自律神経を乱して、血流を滞らせない
●体を冷やして、血流を悪化させない

つまり、がんが生じる要因はミクロでみればシンプルですが、マクロではいくつもあるのだということがわかります。いってみれば、「事件（がん）を解く鍵は現場（細胞）にある」というわけです。こう考えることで、済陽先生が説く食事療法の重要性が理解できるようになったのです。いまでは、食事を変えることは理に適《かな》っていますし、とても効果が高い方法だと確信しています。しかも、食事は変えようと思えば、すぐに変えられます。

「食事療法にエビデンスがない」と言われる理由

がん治療法に関する情報は溢れています。病院での治療だけでは、進行がんは治らないからです。

しかし、それらは玉石混淆ですし、根拠が確かでない無責任な情報も多く見受けられます。また、高額な代替医療やサプリメントのなかには、商売優先でおカネだけ取られて、結果に責任を持ってもらえないものも多くあります。

信頼に足るものかどうか。その目安になるのが、前章で「重要な視点」として挙げた科学的な根拠＝エビデンスです。

ところが、「食事療法にはエビデンスがない」という言説が存在するのも事実です。医療従事者や標準治療を支持する人たちから、その声は多く聞かれます。

私が闘病して1年半ほど経ったころ、お世話になっているがん専門病院で開かれた、「がん患者のための食事」という講演会を聴講しました。病院の医師、看護師、栄養士、薬剤師、臨床検査技師らが構成する「栄養サポートチーム」が、患者さんやご家族を対象に開催したものです。

当時、すでに済陽先生の食事療法の書籍がベストセラーになっていて、聴講者の質問も「済陽式がん食事療法をどう捉えたらよいか」というものが多かったのです。しかし、医師の回答は「そのような食事療法にはなんの根拠もない」「病院はそのような食事療法を認めていないし、すすめない」と否定的でした。

　私はとても驚きました。納得できませんでした。

　がん専門医である済陽先生が研究・考案して指導し、標準治療だけでは治らないがんを、有効率6割以上で寛解させていること自体が立派な根拠ではないのか、と憤《いきどお》りすら覚えました。

　その後、少し勉強してみて、医学的なエビデンスにはいくつかの種類やレベルがあることがわかりました。代替医療や自然療法には、さまざまなものがあります。それらの有効性を調べるためには、大規模な集団を対象に長期間（数年から10年以上）、比較検討を行います。これは前述した疫学調査です。人間は一人ひとり条件が異なりますから、人種、食習慣、生活習慣、体質、そのほかの要素を排除して公正な結果を出すように、統計学的な工夫もなされます。エビデンスを実証する、おそらく最も確実な方法でしょう。

　大がかりな疫学調査に比べると、個々の食事療法はエビデンスのレベルが下がります。済陽式がん食事療法も同じです。

　現代医療では薬剤の有効性の検証法が、いちばん客観性が高い手法と位置づけられています。病院で処方される薬は基礎実験、動物実験、臨床試験（人間への試験＝治験）などの段階を経て、厳密な条件の下で効果を実証して、薬として認証されます。その多くは臨床段階で、「二重盲検法」

と呼ばれる手法を用います。本当の薬を用いるグループと偽の薬（プラセボ）を用いるグループに分けて比較検討を行うことで、心理的な効果まで排除して検証するのです。被験者はおろか担当する医療チームさえ、個々の被験者がどちらのグループに属しているかは知らされていません。「食事療法にエビデンスがない」という言説は、この薬のエビデンスのレベルと比較することから生まれるものだと思われます。

しかし、食事療法を含め代替医療などの多くは、本質的にこの薬剤の検証のような方法はできるはずがありません。ですから、食事療法にエビデンスがないという言説に惑わされることはありません。純粋に個々の食事療法をはじめ代替医療などを調べて、信頼に足る臨床実績と有効性があるのかを見極めればよいのではないか、と私は思うのです。

第3章

がんを消す食事8ヵ条

絶望の淵から、3年で生還した！

まず「3つのこと」を徹底する

私が闘病方針の基本プランに据えた済陽式がん食事療法は、正式には「栄養・代謝療法」と呼びます。

済陽先生によると、栄養とは生きるために取り入れる食材や水、酸素と、それらを活用した老廃物を排泄するまでの営みを指します。

代謝は取り入れた食品、水、酸素が体内で使われるときの変換や化学反応のことです。私たちは代謝ができなくなると、活動源となるエネルギーがつくれなくなって死んでしまいます。済陽式がん食事療法は、体内での営みや物質の変化が正常に進むことに着目した理論に基づくものです。一言で言えば、体内のシステム改善です。

済陽式がん食事療法では、具体的な食事のアドバイスが8ヵ条にまとめられています。

- **塩分を控える**
- **牛や豚などの四足歩行の動物の肉を控える**
- **新鮮な野菜、果物をたっぷり摂る**

済陽式がん食事療法8ヵ条

まず、100日続ける

1

限りなく無塩に近い
塩分制限

2

動物性たんぱく質と
脂肪の制限

3

新鮮な野菜と果物の
大量摂取

4

胚芽成分、豆、
いも類の摂取

5

ヨーグルト、海藻、
きのこ類の摂取

6

レモン、蜂蜜、
ビール酵母の摂取

7

オリーブオイル、
ごま油、菜種油の活用

8

自然水の摂取

この３つは済陽式がん食事療法の核心で、これを徹底して実践することが重要になります。がん体質を改善するための目安について、済陽先生は患者さんに少なくとも「３つのこと」だけでも「１００日は続けてください」と指導しています。

１００日くらいで、最初の効果が感じられる場合が多いようです。食事療法を始めて１～２ヵ月くらいは、食事づくりの作業に慣れていないうえ、舌や体も馴染んでいないので挫折しやすくなります。１００日がんばれば、食事づくりにも味にも慣れてくると同時に、免疫力を含む自然治癒力が上がって成果を体感できるようになり、続ける意欲も湧いてきます。１００日続くかどうかが、挫折するかしないかの関門と言えるでしょう。私は済陽式がん食事療法を始めて２ヵ月ほど経たころ、体が変わってきたことを実感しています。

しかし、済陽式がん食事療法を一生続けていくのはたいへんです。体質改善に成功したら、制限をゆるめて無理なく実践できるように、自分でアレンジすることもできます。

私が取り組んだ済陽式がん食事療法８ヵ条について、そのポイントを説明しましょう。

１．塩分を減らし、限りなく無塩に近づける

塩分で荒れた胃壁は、胃がんが発生しやすくなります。細胞は外にナトリウム、内にカリウムが多く存在しています。この２つのミネラルのバランスが正常に保たれることによって、代謝が

限りなく無塩に近づける

和風調味料は塩分過多

塩分・目標摂取量

男性
7.5g

15〜64歳	7.5g
65〜74歳	8.0g
75歳〜	7.5g

女性
6.5g

15〜64歳	6.5g
65歳〜	7.0g

※日本高血圧学会は「6g未満」を推奨。
（「日本人の食事摂取基準・2020」厚生労働省）

塩分の多い和風調味料・だし

	単位	食塩相当量
薄口しょう油	小さじ1	16.0g
濃口しょう油	小さじ1	14.5g
だし入りみそ	小さじ1	14.1g

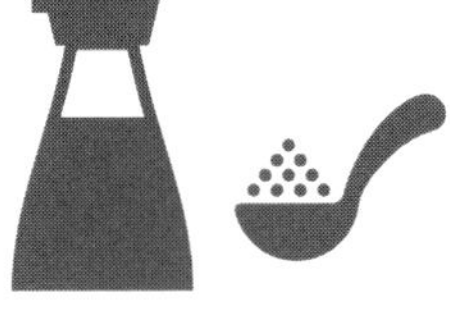

スムーズに行われます。逆に、ミネラルバランスが崩れ、細胞内に塩分の成分であるナトリウムが増えると、細胞の老化や障害が起こり、がんのリスクが高まることがわかっています。

人間が生きていくうえではある程度の塩分が必要、と言う人もいますが、済陽先生は海藻類や魚介類などから必要量のナトリウムを摂取することが可能なので、無塩でも支障はないと言っています。ですから、限りなく無塩に近い減塩を目標にします。再発を防ぎたい人には、1日5ミリグラム未満を推奨しています。

2.動物性たんぱく質・脂肪を制限する

牛や豚、羊などの四足歩行動物のたんぱく質（アニマル・プロテイン）、それに脂肪に含まれる飽和脂肪酸はとくに大腸がんのリスクを高めます。半年から1年、厳禁です。

はっきりと効果が認められるようになったら、週に1～2回程度は食べてもよいでしょう。1回の量は一般の摂取量のままです。

鶏肉は四足歩行ではないので、脂肪の少ない胸肉やささみを選んで週に2～3回程度、1回の量は、やはり一般的な摂取量の半分を目安に抑えます。できれば、ブロイラーではなく、放し飼いになっている地鶏をすすめます。鶏卵もやはり地鶏の卵を選んで、1日1個までにします。

動物性たんぱく質は、鯖《さば》や鰯《いわし》などの青魚から摂るようにします。青魚に含まれるDHA・EPA（オメガ3系脂肪酸）という脂に、強い抗酸化作用があることはよく知られています。

大腸がんのリスクを高める動物肉の脂

動物性たんぱく質は青魚、魚介類から

飽和脂肪酸

牛脂（ヘット）、豚脂（ラード）、バターに豊富！
肥満や動脈硬化、心筋梗塞などの血管系疾患のリスクも高める。

＋

動物性たんぱく質

※牛、豚、羊など四足歩行動物の肉

↓

大腸がん

鯖・鰯 など

青魚は良質なたんぱく質

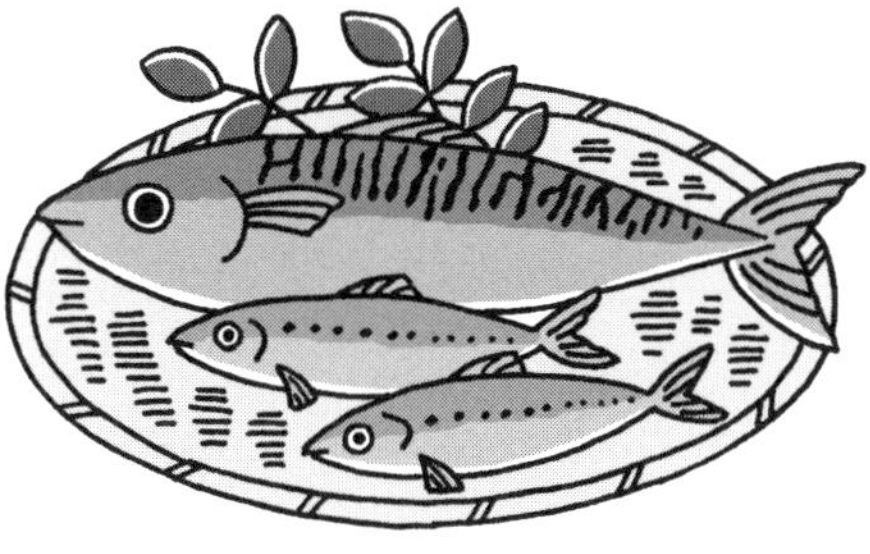

牡蠣、あさり、しじみ、たこ、いか、海老、蟹も重要なたんぱく源。
量は一般摂取量の半分。

人間は酸素を利用して摂取した食材を燃やし、エネルギーをつくっています。その過程で、燃やしカスとして、活性酸素が発生します。通常、利用した酸素の数パーセントほど発生すると言われています。

活性酸素は細胞を酸化して老化を早める、いわば毒素です。酸化は細胞を傷つけるので、がんの原因にもなります。活性酸素を増加させないためには、抗酸化作用のある食材を摂ることがいちばんです。とくに、野菜や果物に豊富なビタミンA・C・E、ポリフェノールなどは抗酸化作用の強い物質です。

肉の代わりに、たんぱく源として牡蠣《かき》、あさり、しじみなどの貝類、たこ、いか、海老、蟹なども推奨しています。量はやはり、一般の摂取量の半分程度に。

魚で避けたいのは鮪《まぐろ》と鰹《かつお》。活性酸素を発生しやすい、ミオグロビンという成分を多く含むからです。

3．新鮮な野菜、果物をたっぷり摂る

がんの原因はさまざまです。なかでも要注意なのが第2条で触れている活性酸素です。野菜・果物は活性酸素を消去するビタミン、ミネラル、食物繊維、酵素（体内で起こる、さまざまな化学反応を引き起こすための触媒になるたんぱく質）、そしてポリフェノールなどの抗酸化物質を豊富に含み、がんに対抗する大きな力になります。

野菜は、1日10種類以上を摂る

がんに勝つジュース＆スープの推奨食材

しぼりたてジュース

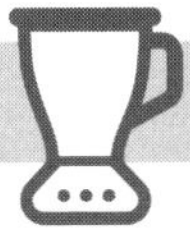

飲む量

1日に1.5〜2ℓ（複数回に分けても可）

※飲むたびにしぼる。

推奨食材

野菜

キャベツ、ブロッコリー、小松菜、にんじん、トマト

果物

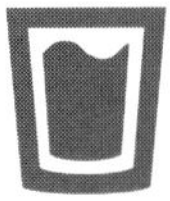

りんご、レモン、その他の柑橘類、いちご、ぶどう

※できるだけ無農薬・低農薬・有機栽培のものを選ぶ。

野菜スープ

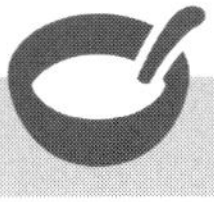

推奨食材

野菜

玉ねぎ、長ねぎ、にら、モロヘイヤ、にんにく

その他

きのこ類、いも類、海藻類、大豆、豆腐、玄米、卵、鶏肉、魚介類

※野菜類、玄米はできるだけ無農薬・低農薬・有機栽培のものを選ぶ。

- ●野菜は1日に10種類以上摂る
- ●ジュース、スープのほかに、サラダ、鍋物、蒸し物、煮物、炒め物などで350〜500g摂る
- ●再発防止の場合はジュース500mℓ、野菜300gを目安に

また、代謝・免疫力をはじめとした自然治癒力を高める原動力にもなります。

野菜・果物の効果は代謝の正常化、滋養補給、整腸作用、ミネラルバランス維持と多岐にわたります。

ミネラルバランスで言えば、カリウムは余分なナトリウムの排出を促します。野菜・果物はカリウムの代表的な供給源なのです（腎臓病、心臓病などでカリウム摂取が制限されている場合は医師の指示が必要です）。

生の野菜を大量に摂るには限度があります。そこで、ジュースやスープにして摂るようにします。目安として、１日に１・５〜２リットルのジュースかスープ。加えてサラダ、鍋物、蒸し物、煮物、炒め物などで３５０〜５００グラム摂ります。できるだけ、１日に10種類以上の野菜・果物を摂るよう心がけます。無農薬や低農薬で育てられていて、新鮮であることが条件です。

再発防止を目的にする人は、５００ミリリットルのジュースと３００グラムの野菜を目安にします。

４．主食は玄米、胚芽米にし、いもや豆類も摂る

米や麦の胚芽《はいが》にはビタミンＢ群、ビタミンＥ、食物繊維、酵素が含まれています。代謝を整えたり活性酸素を除去したりするのに、おおいに有効な成分です。

とくに、ビタミンＢ群は、穀物の主成分である糖質の代謝をスムーズにします。がんは根本的に全身の栄養・代謝障害から起こる病気です。ですから、代謝を整える成分をできるだけしっか

1日1食、「未精白穀物」を摂る

食事療法の基本

未精白穀物

胚芽部分を取り除いていない穀物。

玄米、発芽玄米、胚芽米、全粒粉でつくったパンやパスタを1日1食、主食で摂りたい。

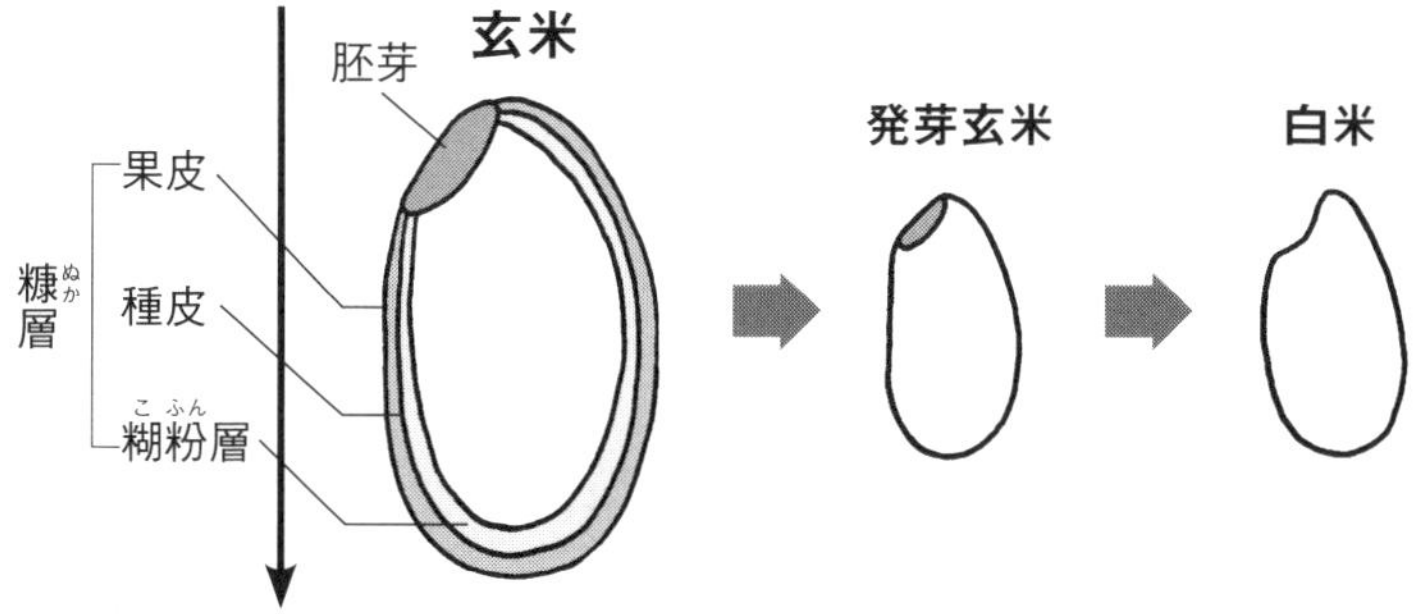

ビタミンB群、ビタミンE

食物繊維、酵素が豊富

- 代謝の正常化
- 老化を抑える
- 免疫力を高める
- 肥満を防ぐ
- がんを防ぐ
- 便秘の予防・解消

ビタミンB群の働き

糖代謝を整える

※糖は穀物の主成分

↓

がんは、栄養・代謝障害の病気

り摂取することは、食事療法の基本になります。

白米はこれらの栄養成分を取り除いた、糖質が多い米です。主食には玄米、胚芽米を必ず選ぶようにします。

少なくとも、1日に1食は未精白（胚芽部分を取り除いていない）の穀物を使った主食、つまり玄米、発芽玄米、胚芽米、全粒粉でつくったパンやパスタを摂りたいものです。白米に混ぜて炊ける、雑穀米を利用するのもよいでしょう。

いもや豆類もビタミン、ミネラル、抗酸化物質が多く含まれているので、積極的に摂りたい食材です。とくに、抗酸化物質のイソフラボンが豊富な大豆を意識して摂りましょう。イソフラボンには、がんの抑制効果が認められています。

5．乳酸菌、きのこ、海藻を多く摂る

免疫細胞のおよそ7割は、腸に集まっています。ヨーグルトに豊富な乳酸菌は腸内細菌の善玉菌を増やし、がんの発生を促す悪玉菌を抑制します。ヨーグルトは砂糖などを加えていないプレーンヨーグルトを、1日に300〜500グラム食べることを推奨しています。蜂蜜やレモン汁をかけたり、果物とともに食べたりすると効果的です。

椎茸などのきのこ類はβグルカンという抗酸化物質が含まれていて、免疫力を高めます。海藻にも、免疫力を増強する抗酸化物質・フコイダン（食物繊維の一種）が豊富です。

若くて強い体をつくる
ヨーグルト、椎茸、海藻類のすごい働き

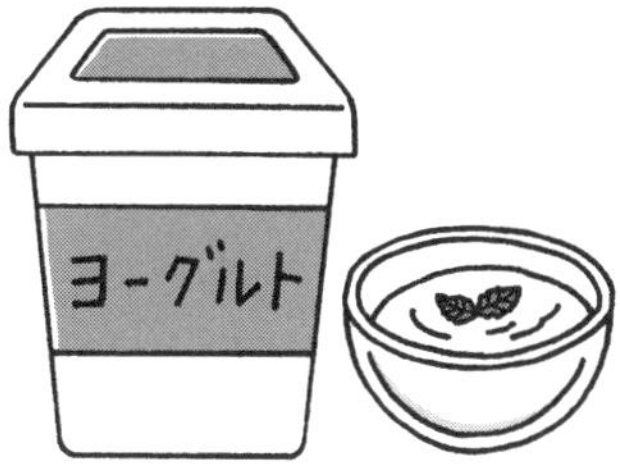

ヨーグルト
【健康・栄養成分】
乳酸菌、ビフィズス菌、
カルシウム、たんぱく質、糖質
【健康効果】
●がんの予防・改善に主役級の働き
●腸内悪玉菌の増殖を抑える
●骨を丈夫にする

椎茸
【健康・栄養成分】
βグルカン(食物繊維)、ビタミンD、
エリタニデン、たんぱく質
【健康効果】
●βグルカンは抗がん剤の材料になる
●エリタニデンは悪玉コレステロールを減少させる
●骨粗鬆症の予防

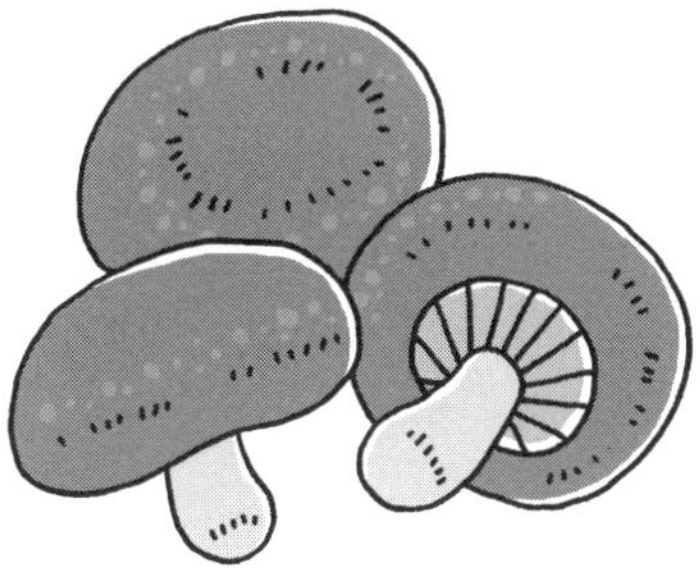

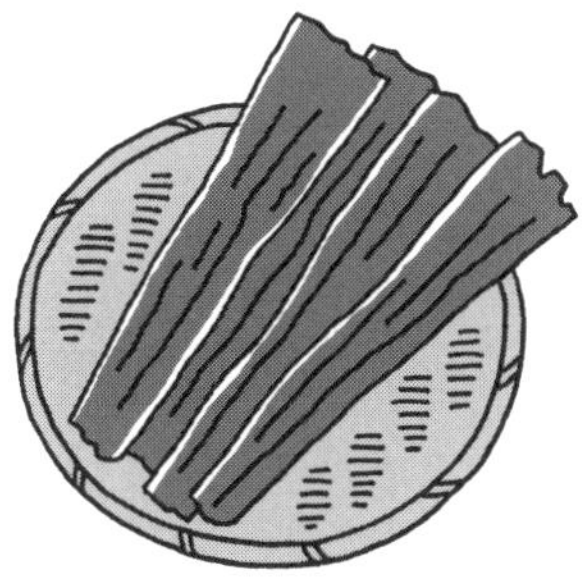

こんぶ
【健康・栄養成分】
食物繊維(フコイダン)、アルギン酸、
ヨード、カリウム、たんぱく質、糖質
【健康効果】
●ダイエット効果
●細胞老化を防ぐ
●血圧の上昇を抑える

6．レモン、蜂蜜、ビール酵母を摂る

体の細胞は、絶えず「ＡＴＰ（アデノシン三リン酸）」というエネルギー物質を必要としています。ＡＴＰは細胞内の「クエン酸回路」という仕組みでつくられます。クエン酸回路は細胞のエネルギー工場のようなもので、その働きが落ちてＡＴＰが不足すると、がんの発生や増殖を招きやすくなります。

クエン酸回路がスムーズに回るためには、その名のとおりクエン酸が不可欠です。済陽式がん食事療法では、クエン酸の豊富なレモンの常食を指導しています。ほかの果物とは別に、１日にジュースやドレッシングなどで２個摂ります。

レモンの皮の白い部分（維管束）には、エリオシトリンというポリフェノールがあり、強い抗酸化作用を発揮します。レモンを絞った果汁に白い部分をすりおろして加えると、完璧な栄養ドリンクになります。

蜂蜜はビタミン、ミネラル、善玉菌の餌になるオリゴ糖が豊富な栄養食材です。クエン酸回路を活性化し、がん細胞の増殖を抑える働きがあります。１日に大さじ２杯の蜂蜜を摂ることをすすめています。

ビール酵母は植物性と動物性の中間的なもので、良質なたんぱく質を含んでいます。動物性のたんぱく質を制限するので、それを補うためにビール酵母（エビオス錠）を、朝晩10錠ずつ摂る

最強のアンチエイジング食材

生活習慣病全般を予防する

クエン酸効果

代謝の正常化

●発がんを抑える　●疲労回復

●冷え性、肩こり、腰痛の解消・改善

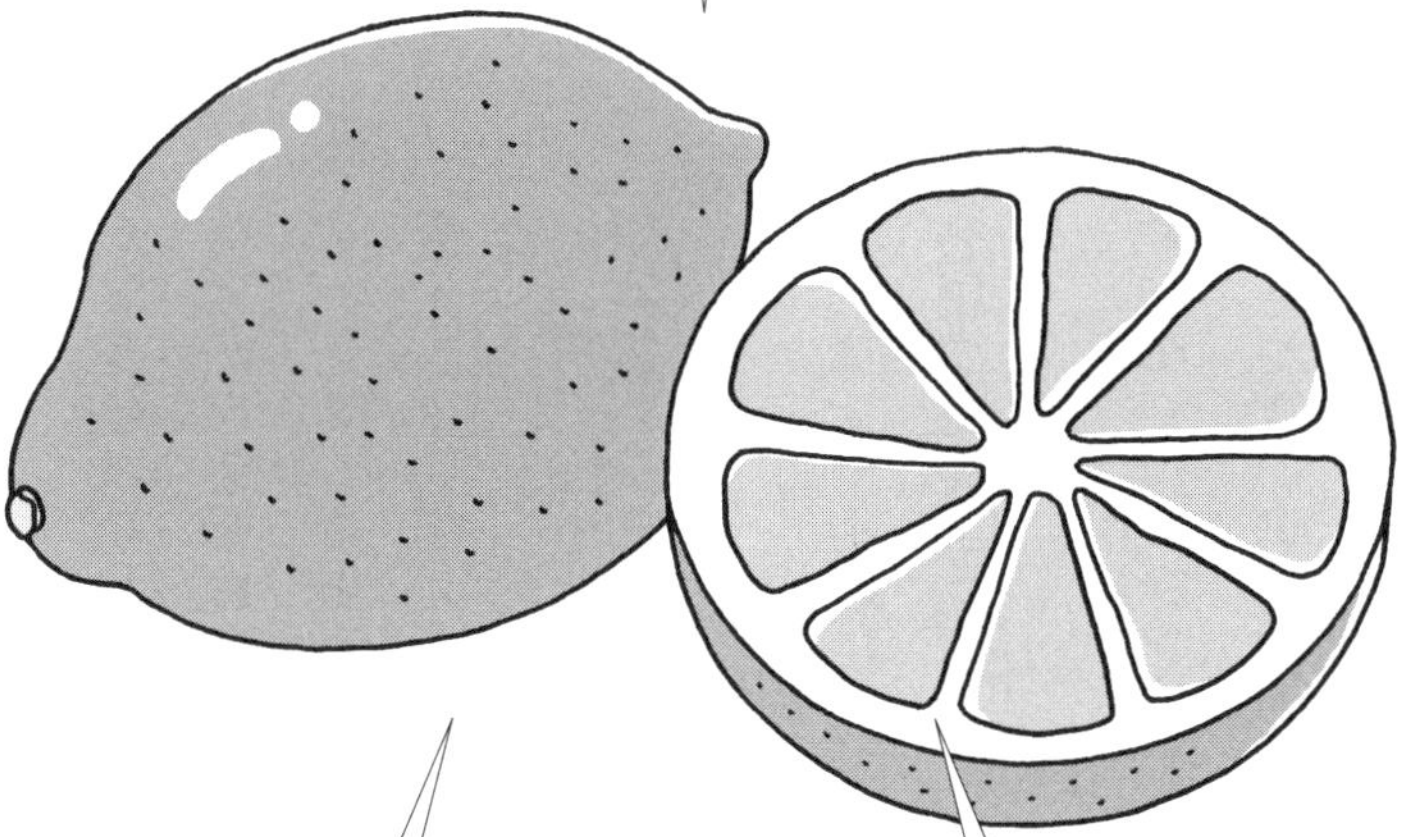

ビタミンC効果

抗酸化作用が強力

●発がんを抑える

●ストレスをやわらげる

●免疫力を高める

エリオシトリン効果

老化を遅らせる

●かぜ予防

●血管強化

●美肌作用

よう指導しています。

7．食用油はオリーブオイルかごま油、菜種油

動物性脂肪にかぎらず、植物性脂肪も摂りすぎないことが肝心です。

油脂の摂りすぎは大腸がん、乳がん、子宮体がんなどのリスクを高める肥満につながるうえに、がん全般を促進する脂肪酸（油などの脂質のベースになる物質）の酸化をも招くからです。そのため、済陽式がん食事療法での食用油は、酸化しにくいオリーブオイル、ごま油、菜種油などの植物油を推奨しています。

食用油は脂肪酸の種類によって、3つに大別できます。

●オメガ6（n－6）系多価不飽和脂肪酸（リノール酸など）
大豆油、コーン油、綿実油など。油脂を使った加工品やスナック類、外食メニューなどに多く含まれます。

●オメガ3（n－3）系多価不飽和脂肪酸（α－リノレン酸など）
亜麻仁油、えごま油、しそ油など。酸化しやすいので、新鮮なうちにドレッシングなどで生食するとよいでしょう。

●オメガ9（n－9）系一価不飽和脂肪酸（オレイン酸）

植物油を摂る

食用油の種類

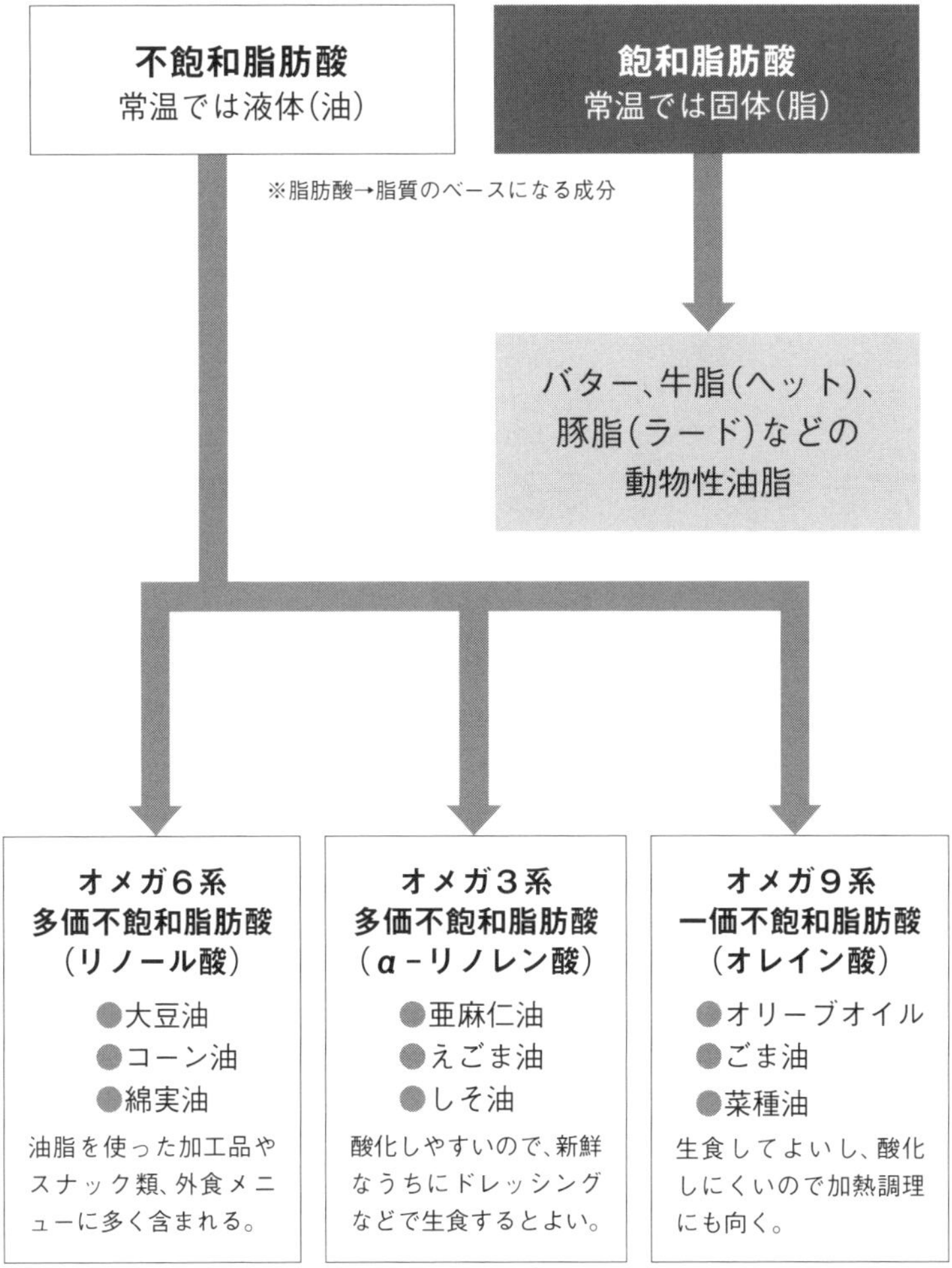

※不飽和脂肪酸→おもに植物油に多い。
※一価不飽和脂肪酸→体内で合成できる。
※多価不飽和脂肪酸→体内で合成できない(必須脂肪酸)。

オリーブオイル、ごま油、菜種油。生食してよいし、酸化しにくいので加熱調理にも向きます。

本来は、3種類をバランスよく摂ることが求められますが、現代の食生活ではスナック菓子などに使われるリノール酸が多くなりがちです。α－リノレン酸、オレイン酸を増やすことが大切です。調理に使うなら、酸化しにくく加熱にも強いオレイン酸が最適です。

植物油ではありませんが、魚介類に多いＤＨＡ、ＥＰＡなどの脂肪酸もオメガ3系の一種です。適量の青魚などの魚介類を摂りながら、オメガ9系を活用することで脂肪酸のバランスはかなりよくなります。ですから、調理やドレッシングに使う食用油はオリーブオイル、ごま油、菜種油のいずれかを少量使います。生で摂るなら、新鮮な亜麻仁油、えごま油、しそ油を。

食用油は少量ずつ購入し、冷暗所に保管して酸化を防ぎます。種類を問わず、古くなった油は使わないようにします。

なお、マーガリンやショートニング（バターやラードの代用品）は、植物油を固形化させたものので、免疫力が低下するといった害をもたらすトランス脂肪酸が含まれます。ぜひとも、避けたい油脂です。

8．水は自然水にする

安心な水を飲む

ペットボトル入りの自然水

ナチュラル・ウォーター

特定の水源から採取された地下水を
ろ過、加熱殺菌した水。

ナチュラル・ミネラルウォーター

天然のミネラルが溶け込んだ地下水で、加熱殺菌していない水。患者さんに、最もすすめたい水。

ミネラルウォーター

複数のナチュラル・ミネラルウォーターをブレンドしたり、ミネラル成分を調整したりした水で、ろ過、加熱殺菌がされている。

ボトルドウォーター

蒸留水など、地下水源以外の水を原料に
殺菌した水。

- 緑茶、紅茶、コーヒーも、なるべく自然水を使う。
- 活性炭を使った高性能の浄水器でろ過した水でもよい。

体の細胞には水が満ちていて、代謝に大きくかかわっています。成人の体は1日に2・5リットルの水分が入れ替わっています。どのような水を飲むかは、健康を大きく左右します。

水道水には雑菌を殺すための塩素やフッ素が含まれています。これらの物質は体内の活性酸素を増やし、がんの発生、老化、動脈硬化を進めます。調理に使う水までは無理としても、少なくとも飲む水は自然水にします。ミネラルを含む安全な湧き水がいちばんよいのですが、ペットボトル入りの自然水を購入するのが現実的です。お茶やコーヒーなどをいれるときにも、なるべく自然水を使います。いずれも、飲む量はジュースの飲用を妨げない程度にします。

活性炭を使った高性能の浄水器をつけ、ろ過した水を飲むのもよいでしょう。

禁酒・禁煙、禁食品添加物

済陽式がん食事療法には8ヵ条のほかに、絶対条件として「3禁」があります。「禁酒」「禁煙」、そして「禁食品添加物」です。

たばこは発がん物質のかたまりであるうえに、動脈硬化や心臓病、呼吸器疾患なども招くので、患者さんには禁煙、それこそ「永久禁煙」を厳命します。たばこ1本で、食事療法がだいなしになってしまうのです。

アルコール飲料は、少なくとも半年から1年は禁止です。適量のお酒は体によいことも知られ

リスクの高い食品添加物

多く含まれる加工食品

食品添加物	多く含まれる加工食品
亜硝酸ナトリウム	いくら、すじこ、たらこ、ハム、魚肉ソーセージ、コンビニ弁当、駅弁など
亜硫酸ナトリウム	コンビニ弁当、駅弁、ワインなど
漂白剤	冷凍海老、数の子、カット野菜、パック入りサラダなど
タール色素（赤102、黄4、青1など）	いくら、すじこ、たらこ、梅干し、かまぼこ、魚肉ソーセージ、さつま揚げ、漬け物など
ソルビン酸	コンビニ弁当、駅弁、総菜、菓子パン、ハム、ベーコン、ちくわ、はんぺんなど
安息香酸《あんそくこうさん》ナトリウム	栄養ドリンク、炭酸飲料など
防かび剤	輸入オレンジ・レモン・グレープフルーツなど
スクラロース	アミノ酸飲料、コーラ、ガム、飴、ダイエット甘味料など
アスパルテーム・L-フェニルアラニン酸	アミノ酸飲料、コーラ、ガム、飴、ダイエット甘味料など
カラギーナン	豆乳など
臭素《しゅうそ》酸カリウム	食パンなど

ていますが、がん患者さんの場合はリスクのほうが上回ります。アルコールは食道・胃・大腸などの消化管の壁を荒らすうえに、食事に含まれる発がん物質の吸収を促進するからです。ほかにも口腔・咽頭・喉頭・肝臓・乳房のがんの原因となるとされています。とくに、食道がんと咽頭がんはアルコールが大きな要因になります。習慣的に飲酒してきた人は、最近増えてきたノンアルコールビール、炭酸水、ジンジャーエールなどを代わりに飲むのもよいでしょう。症状が改善して落ち着いてきたら、週に1回程度の適量の飲酒はできるようになります。

食品添加物、たとえばいくら、たらこ、ソーセージに使用される「亜硝酸ナトリウム」は、発がん物質のニトロソアミンに変化する危険性があります。コンビニ弁当にもよく使われるので、表示を見てチェックを怠らずに。

「赤１０２」「黄４」などのタール色素、防かび剤、漂白剤も発がん性が疑われています。難しい名称のものが多いので、見落としがちです。十分、注意を払いましょう。

農薬もがんの原因になります。日本は「農薬大国」です。基準値以下に抑えられているとはいえ、農薬が残留する野菜や果物は少なくありません。中国やアメリカで栽培された野菜には、日本で禁止されている農薬を使っているものもあります。農薬や化学肥料をまったく使わない自然農法や、有機ＪＡＳ認定を受けた野菜を選ぶようにしましょう。

消滅と再発、そして消滅

２００９年9月末、退院して約1ヵ月ぶりに帰宅。待ち望んでいた済陽先生の診察と、済陽式がん食事療法の指導を受けました。定期的に抗がん剤治療と検査を受けながら、手探りで食事療法を行う日々が始まったのです。

済陽先生の診察結果は病院と同じく「胃がん、肝臓・リンパ節転移」でした。先生から「食事療法と抗がん剤を併用すれば治癒率が高まるだろう」と説明を受け、ほっとすると同時に大きな力を得た気持ちになりました。

会社には事情を説明し、休職扱いにしてもらいました。妻はフルタイムの仕事に就いているので、昼間は家にいません。それに、妻は子どもたちの食事をつくるだけでもたいへんなので、私は自分の食事はすべて自分でつくることにしました。入院前も子どもたちの朝食づくりをしていたので、調理そのものは慣れていました。

とはいっても、食事療法は無塩に近い減塩をはじめ、市販の調味料もほとんど使えないなど制限が多いので、かなりとまどいもありました。減塩しょう油や、いろいろなハーブを使うなどの工夫を重ねました。詳細は第4章に譲ります。

新鮮なジュースづくりも、済陽式がん食事療法の重要な柱です。野菜・果物をジューサーでしぼり、１日に１・５リットル以上のジュースを飲みます。しぼってから時間が経つとジュースが酸化するので、つくりおきはできません。

私は、朝・午前・昼・午後・夕方・夜の６回、３００ミリリットルずつ計１・８リットルのジュースを毎日飲むようにしました。

２ヵ月を経たころ、胃の内視鏡検査とＣＴ（コンピュータ断層撮影）検査で、嬉しい結果を目にしました。

胃、リンパ節、肝臓のがんがすべて小さくなっていたのです。全体的には、半分程度まで小さくなった感じでした。思いがけない改善に心が躍り、食事療法に対する信頼と意欲が湧いてきました。

併用治療開始から半年、さらに目覚ましく改善しました。胃のがんは約半分の大きさになり、リンパ節転移の１つは完全に消えて、もう１つも最初の３分の１くらいの大きさになったのです。なによりも驚いたのは、ＣＴ検査で肝臓の転移巣が消えていたことです。ＭＲＩ（磁気共鳴画像）検査でも、肝臓の転移巣は見つかりませんでした。

これは、ステージⅢ以下にダウンステージした状態にあたります。病院では「胃とリンパ節のがんは手術で切除できる可能性が出てきた」と告げられました。

外科で手術の可能性が検討されましたが、あいにく私のリンパ節の転移巣は大動脈に近く、手術での切除は困難という回答が返ってきました。

しかし、わずか半年で大きな成果を得たことは自信につながり、希望を持って食事療法を続けました。

このころには、「次の半年で残るリンパ節の転移巣も消えるのではないか、あわよくばもともとの胃がんも」と期待するようになっていました。

現実はそう甘くありませんでした。以後の1年半は、期待と裏腹に進行と改善を繰り返すことになったのです。

まず、２０１０年4月、せっかく消えた肝臓の転移巣がぶり返しました。小さな病巣でしたが、再び消えるまで1年かかりました。

その4ヵ月後、うかつにも食あたりを起こし、入院して検査を受けたところ、胃のがんが大きくなっていました。これも元に戻るまで1年近くかかりました。

その一方で、期待したようにリンパ節の転移巣がなかなか改善せず、焦る気持ちで過ごしていました。しかし、済陽先生のアドバイスで行った生活改善が功を奏し、２０１１年10月、ついにリンパ節の転移巣が消えたのです。

これはステージⅡ以下に相当する状態で、私は2度目のダウンステージを達成したことになります。闘病開始から2年が経過していました。

余命13ヵ月をクリア、5年生存も達成

残った原発（最初）の胃がんも、内視鏡でみるかぎり3センチまで小さくなりました。この時点で胃の手術が可能になったのですが、「手術をせずに食事療法で消せないだろうか」という期待が出てきて、あと半年、徹底して食事療法を行うことにしました。

済陽式がん食事療法では、抗がん剤と食事療法により（なかには食事療法だけで）がんを完全に消すことに成功した人が約15パーセントに上るので、自分もチャレンジしたいと思ったのです。しかし、私の場合、胃がんまで消すことはできませんでした。

胃がんは数センチのまま安定していたので、手術を受けるならこのタイミングだと考え、２０１２年9月、胃の全摘手術に踏み切りました。画像上の胃がんは3センチでしたが、元がステージⅣのがんなので、部分摘出ではなく全摘出となりました。

経過はきわめて順調でした。通常、抗がん剤を3年も使った患者は、臓器の癒着などがあるそうですが、私の場合はとてもきれいで、「想定しうる最高の手術」と言われました。これも食事療法のおかげだと、あらためて感謝の念が湧きました。

こうして、私は余命13ヵ月と告げられた絶望の淵から、まる3年かけて生還しました。

実は続きがあります。手術から半年足らずの２０１３年2月、リンパ節への再発が見つかった

のです。腫瘍マーカー（がん診断の指標となる物質。がんがあると増える）のひとつであるＣＥＡの値が高くなったため、ＣＴ検査を受けて診断されたもので、大きさは14ミリでした。

そこで、当初は抗がん剤治療を、その後は放射線治療を受け、以後は食事療法だけを続けていたところ、腫瘍マーカーは基準値以下になり、幸い病巣は縮小し始めました。

２０１５年９月に受けたＣＴ検査で、リンパ節の再発巣は認められなくなり、腫瘍マーカーも基準値の約半分になりました。

がんは消えるかもしれない。日を追うごとに、願望・期待は事実に変わっていきました。

２０１９年６月、再々発するまで、病院には２ヵ月ごとに血液検査、約半年ごとにＣＴ検査を受けに行くだけで、治療はしていません。

毎日、野菜と果物のジュースをつくって飲み、乳酸菌のサプリメントを飲んでいるおかげで、リンパ節の再発巣も抑え込めたようです。

以降、食事療法はかなりゆるめましたが、ジュースの飲用と肉・塩分制限の基本は変えずに続けています。

余命13ヵ月をクリアし、５年生存も達成した闘病。だからといって、済陽式がん食事療法がけっして順風満帆《じゅんぷうまんぱん》だったわけではありませんでした。その経緯については、のちの章でお話しします。

第4章

「自然治癒力」が主役、「現代医療」は名脇役

「食事×休養×温める」＋「抗がん剤治療」＝「完全寛解」

「医者が自分で治すなどと思い上がるな」

済陽式がん食事療法は、多くの代替医療や自然療法と同じく、私たちの体に備わった自然治癒力を、治療のエンジン（推進力）にしています。

進行がん、再発・転移がんをそこまで進行させてしまったのは、自然治癒力がなんらかの理由で衰えていたからだと考え、低下した自然治癒力を回復させ、また高めることでがんが治りやすい体内環境をつくりだそうとするものなのです。

済陽先生は恩師である世界的権威の外科医、故中山恒明《なかやまこうめい》先生から、「医者が自分で治すなどと思い上がるな。患者さんがもともと持っている治癒力を引き出すのが名医だ」と教えられています。

自然治癒力は、次の３つの要素の総称です。

1．恒常性（ホメオスタシス）

体の複雑で多様な機能を統合して、一定の秩序を保つ仕組み。体温、血圧、血糖値、水分量、ミネラルバランスなどを一定に保ちます。睡眠・覚醒のリズムを司《つかさど》り、健康を維持する源となる力です。

２．自己修復力

傷ついたり古くなったりした細胞や組織を修復したり、入れ替えたりします。いわゆる新陳代謝です。傷やけが、手術痕が治ったりするのは、この力によるものです。また、正常細胞が自然死（アポトーシス）するのもこの力。自然死ができなくなって増殖する異常細胞が、がん細胞なのです。自己修復力を支えているのは、細胞の代謝です。

３．免疫力（自己防衛力）

病原体や異物、がん細胞を貪食《どんしょく》したり破壊したりして退治する力。白血球が免疫力の正体で、白血球には多くの免疫細胞が含まれます。がん細胞に立ち向かうのは、おもに白血球のなかのリンパ球です。

免疫力を上げることが病気の予防や改善に役立つ、という共通認識ができあがっています。その免疫力も、自然治癒力のひとつなのです（第１章既述）。

本書でもおおむね「自然治癒力＝免疫力」としていますが、ケースバイケースで使い分けています。

３つの力は、連携し合いながら働いています。連携プレーのための連絡や指令に使われる信号が、「自律神経（脳・脊髄《せきずい》）」「サイトカイン（免疫系）」「ホルモン（内分泌系）」の３つです。

自律神経はその中枢神経が脳や脊髄にあり、全身に張り巡らされています。私たちの意思とは独立し、内臓や血流、分泌腺などをコントロールして生命活動を維持します。体を活発にする働きを持つ交感神経と、体をリラックスさせる副交感神経とに分かれ、バランスをとりながら、体の緊張状態と弛緩状態を切り替えています。自然治癒力は副交感神経が優勢になったとき、たとえば夜間、睡眠中に活発になります。

サイトカインは免疫系のコントロールをする物質で、免疫細胞から分泌されるたんぱく質で、細胞間の情報伝達を担います。

自然治癒力で、がんは本当に治るのか

余命宣告を受けるような重篤《じゅうとく》ながんであっても、多くのがん患者さんが立ち直ってがんを縮小させ、長期間にわたってがんと共存することができています。完治した人もいます。その人たちの多くは、自然治癒力を高めるために、積極的に代替医療や自然療法を用いています。

では、自然治癒力を高めれば本当にがんは治る、と言って差し支えないのでしょうか。私は次のように解釈しています。

●自然治癒力を高めることは、がんが治りやすくなる体内環境をつくること

自然治癒力とは？

「恒常性・自己修復力・免疫力」の和

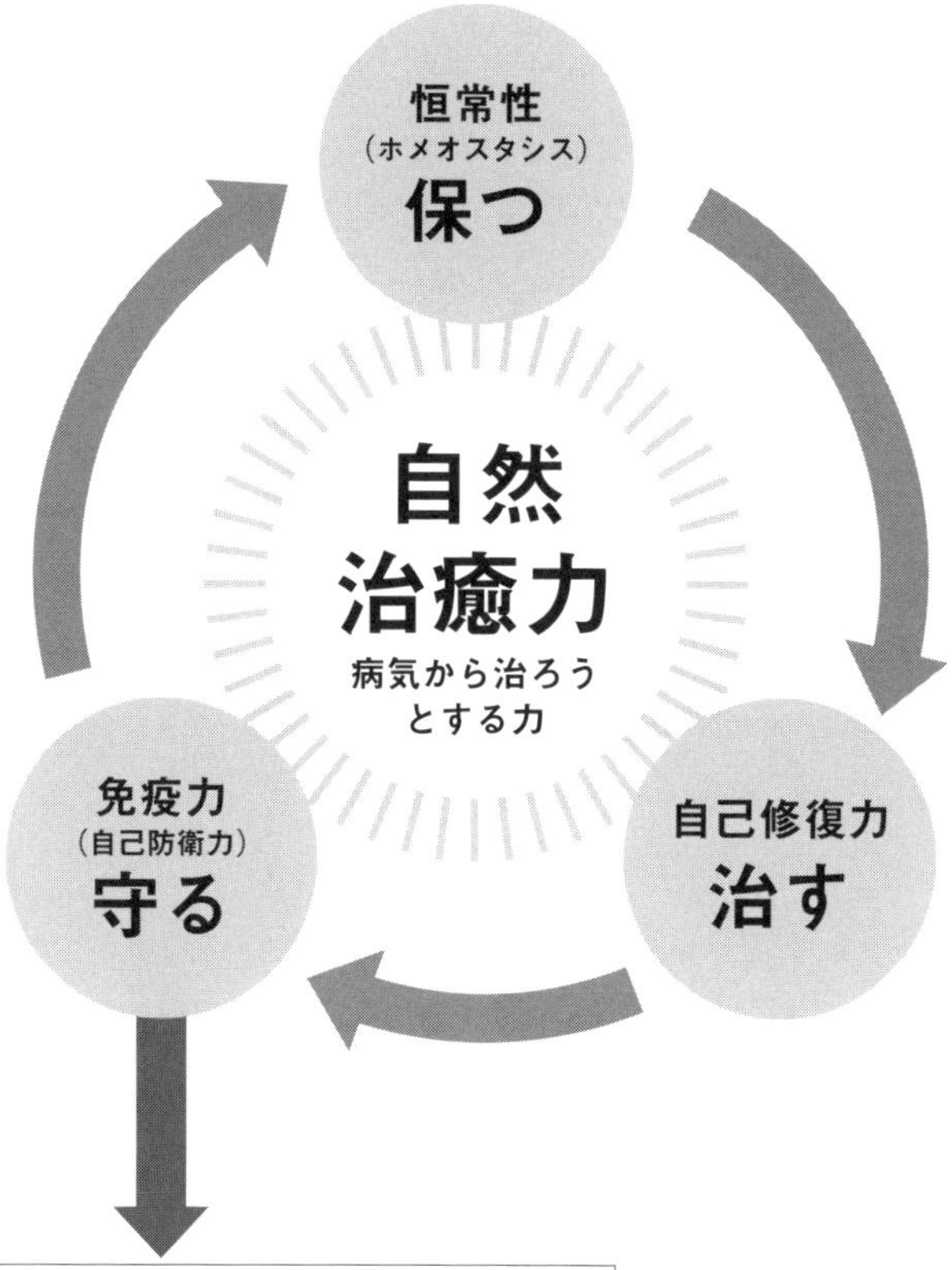

免疫細胞（白血球）

- **リンパ球……がん細胞を攻撃・排除**
- 単球……異物を捕食
- 顆粒球……殺菌作用を持つ

●自然治癒力が高まれば、がんは自然退縮したり破壊されたりして、消滅していきやすくなる

●だからといって、自然治癒力を高めても、がんは治らないこともあるし、悪化する場合だってあるのではないか

食事療法をはじめとして、多くの代替医療や自然療法では、試験管レベルの実験や動物実験、直接人間を対象にした治験、臨床例などで、がん細胞を消滅させる力は実証されています。

私の場合でも、食事療法を行うことで、現代医療では想定外の転移巣をすべて消滅させたり、原発巣を10分の1以下に縮小させたりするという効果が得られました。だからといって、すべての進行がんの患者さんのがんを、自然治癒力が完治させられるのかと言えば、それは不透明ではないかと思うのです。

しかし、治せる可能性は飛躍的に高まるでしょう。完治できなくても、がんの勢いを止め、がんを縮小させてがんと共存できるでしょう。それによって、余命宣告された期間よりも想定外に長期間、生存できるでしょう。

とはいっても、場合によっては病状が悪化することがあるのです。２０１９年に私ががんを再々発させてしまったとき、免疫力を表す白血球やリンパ球の数値に、なんの問題もありませんでした。総合的な自然治癒力に問題があったのかもしれませんが、少なくとも免疫力が高くてもがんは発症することもある、と身をもって学びました。

がんが治ったかどうかというのは、現代の医療ではなかなか判断がしにくいようです。

現代医療の検査技術では、５ミリ以下の大きさのがんは見つけることができません。そのために、見つからなくなったことで、完全寛解と位置づけています。５ミリというのは、がん細胞の数にして１億２０００万個に相当します。健康な人の体にも、毎日５０００個のがん細胞が生まれています。その数の、なんと２万４０００倍もの数です。それだけのがんのかたまりが体内にいくつあっても、５ミリ以下のがんは見つからないのです。

つまり、がんがすべて消滅したと診断された場合でも、それは完全寛解であって、完治ではないのです。体内には、まだ検査で見つけられないがんのかたまりが、高い確率でいくつも残っているからです。ですから、自然治癒力を高めることは、がんを治すこととイコールではないのです。

ただし、完全寛解の状態が長期間におよんで再発がないときに、経験的に完治と呼ぶことがあります（第１章既述）。国立がん研究センターも、そう認めています。

がんは自分の体の一部が変異してしまった病気。いわば、家族に非行を重ねる子どもがいるようなものです。その子どもが非行から立ち直るには、根本は本人の意識しだいだと思います。しかし、家族や周囲の人たちは直接、その子の意識を操作することはできません。できるのは、子どもの意識が変わるような環境を整えることです。自然治癒力を高めるというのは、そのようなことではないかと思うのです。

自然治癒力を高める「食事・休養・温める」の3要素

現代医療にいっさい頼らず、代替医療、自然療法だけで闘病に臨んでいる人は少なくありません。

手術・放射線・抗がん剤の標準治療法は程度の差こそあれ、体への侵襲をともないます。体を傷つけたり臓器を取ったり、また抗がん剤の毒素で苦しむこともあります。それでがんが治るのであれば耐えることもできるでしょうけれど、治らないのならなぜそんな侵襲をともなう治療をするのかと、その治療を避けたい気持ちに駆られます。侵襲がないか、あってもごくわずかな代替医療や自然療法でがんと向き合いたいと思うのは、自然な人情ではないでしょうか。

患者さん本人だけではなく、家族もそう思うはずです。

抗がん剤治療を受けるかどうか、私もかなり迷いました。

がん告知当時、提示された治療法は、抗がん剤による延命治療だけでした。使われる抗がん剤は、効果も高いけれど、副作用も相当に強い白金（プラチナ）系（構造に白金を含む）の「シスプラチン」と、頭髪などの脱毛をともなう「ドセタキセル」、それに「ＴＳ‐１」という経口薬の組み合わせでした。

私が抗がん剤治療を受け入れる決心をしたのは、済陽先生の「2つの言葉」があったからです。

「抗がん剤は少なめに使え」

「現代医療と済陽式がん食事療法を併用すれば、進行がんは6割以上の確率で寛解できる」

この2つの言葉がなければ、私は抗がん剤治療を受けることは、おそらくなかっただろうといまでも思います。

抗がん剤治療を始めた当初は、そんなことを考える余裕も知識もありませんでしたが、闘病の経過とともに、食事療法に現代医療を併用していくことのメリットや相乗効果を、身をもって理解するようになりました。

なかでも、済陽先生が教えてくれた「自然治癒力が主役、現代医療は名脇役」という考え方は、闘病の基本プランの核となっています。

この考え方を、私は方程式に落とし込んでいます。


「食事×休養×温める」＋「抗がん剤治療」＝「完全寛解」

「食事×休養×温める」が、自然治癒力を高める方法です。

つまり、私は自然治癒力を高めるために最も大事なことは、「食事（食事療法）」と「休養（睡眠を含む）」、「温める（冷やさない）」の3つだと、自分に言い聞かせて闘病と向き合ってきたのです。

健康だと、自然治癒力はお休みしているのかというと、そうではありません。私たちが起きているときも寝ているときも、体のさまざまな機能が一定の秩序で働きつづけ、傷んだり古くなったりした細胞を、代謝によって修復したり新品に交換したりしています。また、免疫力で外敵から体を守っています。1日24時間、常に自然治癒力が働きつづけているおかげで、病気にならずに健康でいられるのです。自然治癒力の維持には、栄養の偏りのない食事、十分な睡眠、規則正しい生活習慣、ストレスの少ないメンタルなどが大事です。

ところが、現代社会は食事、睡眠、生活習慣、メンタルにおいて、そのバランスが崩れてしまう傾向があり、昔では考えられなかった難病、慢性病に苦しんでいる人が少なくありません。長期間、バランスが崩れた生活を送っていると、自然治癒力も乱れてしまうのです。

いったん崩れた自然治癒力を立て直すとなると、健康なときよりも少し極端なことや厳格なことをしなくてはなりません。それが食事療法だったり、十分すぎるほどの休養・睡眠だったり、温熱療法だったりするのだと思います。

食事療法は、がんが寛解するまでの期間限定の厳格さが求められます。「食事療法は不自然な

自然治癒力を高める3要素

食事×休養×温める

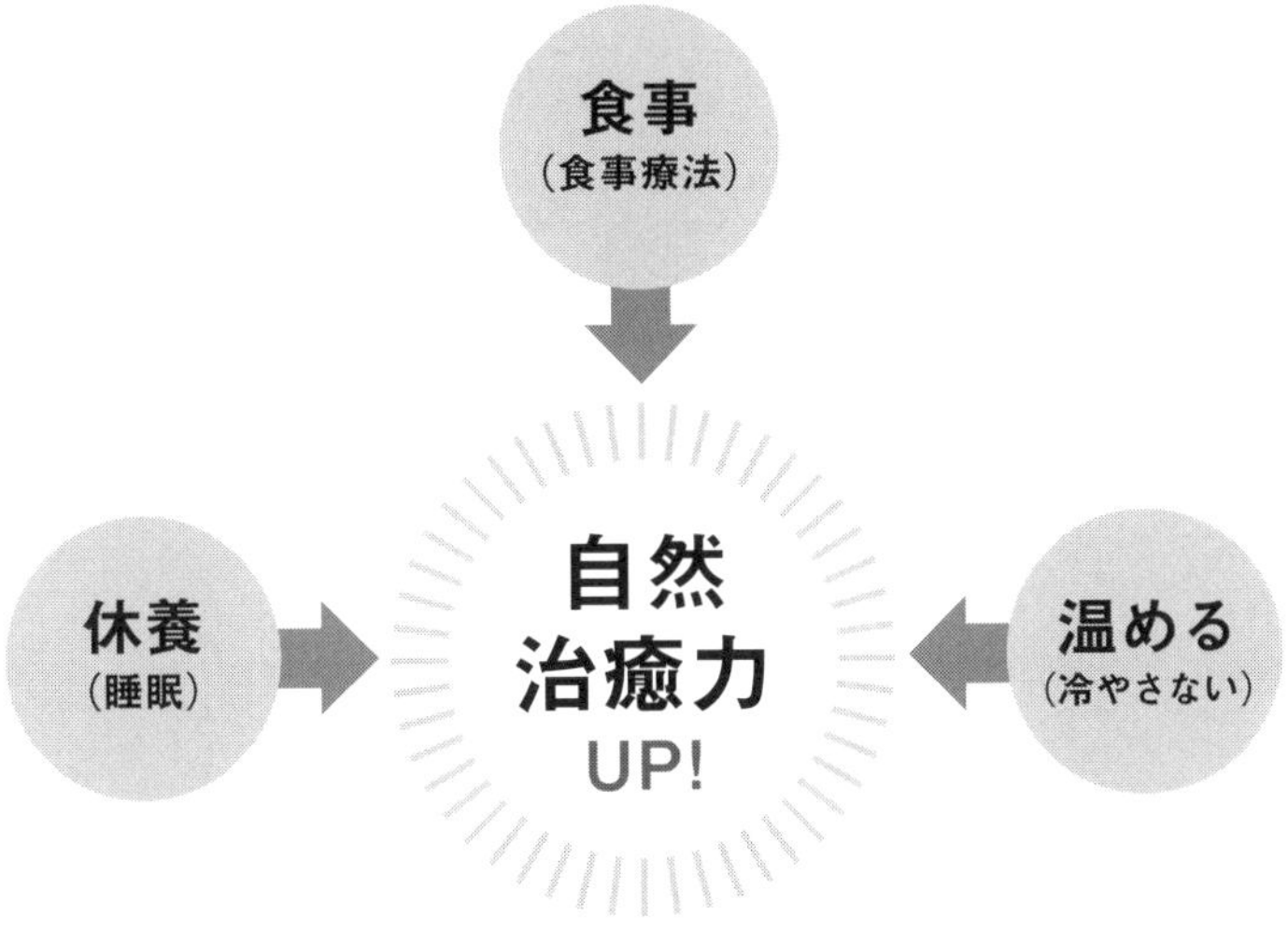

食事×休養×温める＋抗がん剤治療
＝
完全寛解（完治）

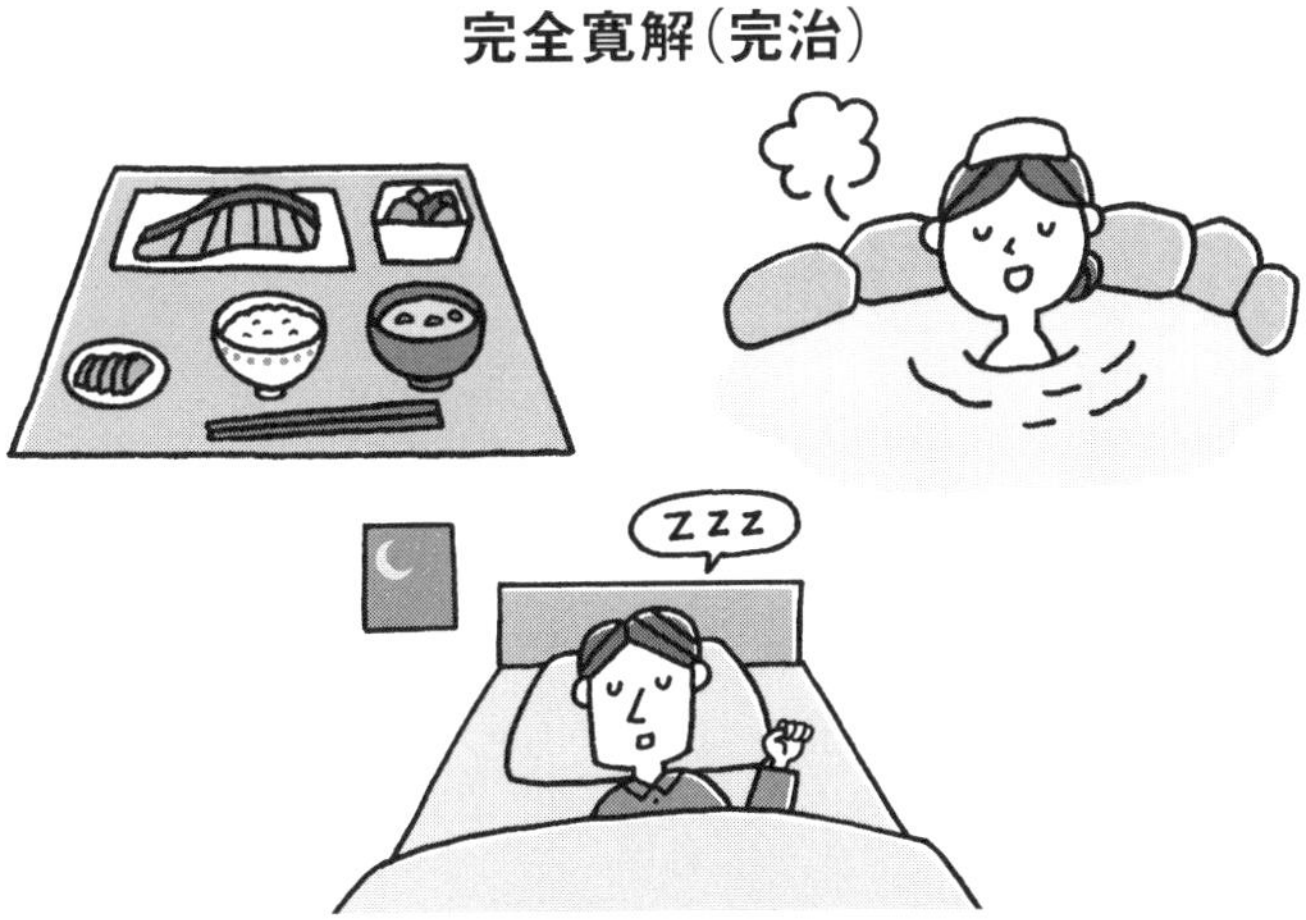

食事だから」という理由で止めてしまう人がいますが、これは意図された不自然さなので当然のことです。がんが寛解すれば、再発のリスクを回避しながら、徐々に決まりをゆるめていけばよいのです。

代替医療や自然療法では、自然治癒力を高める方法は実にたくさんあります。私の知るかぎりでは、その方法を大雑把に区分してみても、やはり私が挙げた食事、休養、温めるというこの3つはかなりの比重を占めています。

「攻めの療法」と「守りの療法」

自然治癒力を構成する免疫力は、食事に大きく影響されます。免疫力は、私たちが口から入れた食べ物、すなわち食事によって生み出される力なのです。

免疫力の正体である白血球は、免疫細胞と呼ばれる（この章の冒頭で既述）細胞の一種です。細胞は食べ物を材料にしています。細胞を含め、体の組織はおもにたんぱく質からできています。食事でたんぱく質が欠乏すると、免疫細胞の新陳代謝に影響が出て、免疫力の低下につながります。

食事療法で厳しい食事制限をする場合でも、たんぱく質は欠乏しないように心がける必要があります。済陽式がん食事療法では、四足歩行動物のたんぱく質は厳しく制限しますが、植物性のたんぱく質を積極的に摂ります。また魚介類、貝類のたんぱく質もすすめています。食材によっては免疫器官（小腸に存在するパイエル板）に直接働きかけて、免疫細胞を増やしたり活性化したりする効力も認められています。

免疫力と連携しあう恒常性も自己修復力も、食事と密接な関係にあります。恒常性で言えば、血圧や血糖はまさに食事そのものです。自己修復力は肌や髪の新陳代謝、傷口の回復などをもたらす力です。たんぱく質やビタミン、ミネラルといった栄養素が必要になります。このように、食事が自然治癒力をつくっているのです。

済陽式がん食事療法8ヵ条の核となるのが、第1条と第2条の「塩分と牛や豚などの四足歩行の動物の肉を控える」と、第3条の「新鮮な野菜、果物をたっぷり摂る」の3つの決まりです（第3章で既述）。

がんに対する戦法として、この8ヵ条には「攻めの療法」、つまりがんを消すためのエンジンのような役割を果たすものと、「守りの療法」、つまりがんの勢いを食い止めるブレーキのような役割を果たすものがあると、私は思っています。

がんを火事にたとえると、攻めの療法と守りの療法の関係が理解できるのではないでしょうか。家が火事で燃えさかっているときに、消防車で水や消化液をかけて火を消すのは、攻めの療法（エンジン）です。対して、守りの療法（ブレーキ）は、火に油を注ぐようなものを火災現場から排除することです。ガス栓を閉めるとか、灯油や危険物、燃えやすいものを持ち出すとかが相当します。守りの療法は、被害を拡大させないために重要ですが、それだけでは火事を消し止められないので、攻めの療法を集中的に行うことが重要になります。

がん患者にとって、食事で最も大事なのは野菜や果物、穀物など、植物の力をふんだんに摂り入れることだと、私は実体験から確信し、野菜・果物の摂取を攻めの療法としています。がんは、細胞の代謝が異常化して増殖を続ける「代謝不全病」です。植物には代謝を正常化するビタミン・ミネラルという微量栄養素（微量ながらもきわめて必要な栄養素）が豊富です。

また、「ファイト（フィト）ケミカル」と呼ばれる抗酸化物質も多く含まれています。ファイトケミカルは植物の皮と皮周辺に多く集まる苦味や渋み、えぐみ、そして色素、香りなどの成分。その数は1万種類以上と言われています。前章で触れたポリフェノールは、ファイトケミカルの代表的な成分です。

抗酸化作用による老化の抑制、代謝の促進、脳機能の強化などさまざまな健康効果を持つことから、糖質、脂質、たんぱく質、ビタミン、ミネラル、食物繊維に次いで「第7の栄養素」と位置づけられています。

免疫細胞が多種多様なファイトケミカルによって、健康に機能していることもわかってきています。ちなみに、ファイトケミカルは大きくポリフェノール、含硫化合物、カロテノイド、多糖類、テルペン類に分類されます。

がんは日本では増え続けていますが、アメリカでは１９９０年代前半を境に減ってきています。そのきっかけになったのは、１９９０年にアメリカ国立がん研究所によって発表された、「デザイナーフーズ計画」という国家的なプロジェクトです。デザイナーフーズ計画とは、植物に含まれるファイトケミカルのなかで、がん予防に役立つ物質を見出し、がん予防に役立てるというものです。

野菜は「赤・橙・黄・緑・紫・黒・白」の７色（レインボーフード）に分けられます。それぞれ香りや苦味に個性があり、特有の効能を持つファイトケミカルが含まれています。１日に５色を目安にし、色で分けて食べれば偏りがなくなります。１週間単位で７色すべてを摂るようにすれば、習慣にするのは簡単です。

ジュースを「飲み続けた人」と「途中で止めた人」のその後？

私の感覚ですが、攻めの療法の代表は「毎日のしぼりたてジュース」だと思います。

野菜・果物のしぼりたてジュースは、豊富に含まれるビタミン、ミネラルなどで細胞の代謝を改善し、ポリフェノールなどのファイトケミカルの抗酸化力で、活性酸素や有害物質の毒消しをしてくれるので、まさしく強力なエンジンと言えるでしょう。また、低農薬・無農薬を選ぶこともたいへん重要です。

ジュース以外の攻めの療法としては、免疫力を上げる食材、たとえば乳酸菌、蜂蜜、海藻類、きのこ類などが挙げられますが、なんといっても、毎日１・５リットル以上も飲むしぼりたてジュースは、最も強力なエンジンと位置づけてよいと思います。

守りの療法の代表は、「塩分を制限する」「四足歩行の動物肉を食べない」の２つの制限です。せっかく攻めの療法でがんを消そうとしているときに、がんに勢いを与えてしまいかねない塩分と、動物性食材は控えなくてはなりません。しかし、食事療法だからと「塩分を控え、肉を食べない」という制限ばかりに意識がいって、ジュースがおろそかになってしまっては、大きな損失です。

毎日１・５リットル以上のしぼりたてジュースの飲用を習慣づけることは、がんを消すための重要な戦略だと思います。とはいっても、毎日これを飲み続けるのは手間がかかるし、体への負担も大きいのです。

私は２００９年の闘病開始から今日に至るまで、毎日お手製のジュースを飲み続けてきました。その間、済陽式がん食事療法に取り組む、何人かの患者さんと知り合っています。私のように飲み続ける人もいれば、音を上げて止めてしまう人もいました。両者の間にその後の病状に大きな違いが生まれることを、私は目の当たりにしています。

ファイトケミカル・おもな種類と働き

免疫力増強、老化抑制、代謝促進、脳機能の強化

①ポリフェノール群

代表的なファイトケミカル。色素や苦味の成分。抗酸化力が高い。

●アントシアニン(ぶどう)、イソフラボン(大豆)、カテキン(緑茶)など

②含硫化合物群

辛味や匂いの成分。解毒作用もある。

●アリシン(にんにく)、イソチオシアネート(キャベツ)など

③カロテノイド群

緑黄色野菜の色素成分。がん細胞の増殖を抑える。

●βカロテン(にんじん)、リコピン(トマト)、ルテイン(ほうれん草)など

④多糖類群

食物繊維。抗がん作用が強い。

●βグルカン(椎茸)、フコイダン(海藻類)、ペクチン(りんご)など

⑤テルペン類群

香り成分。嗅覚を通じて脳を刺激。ストレス緩和、不眠解消に有効。

●リモネン(柑橘類)など

抗がん作用の高いデザイナーフーズ

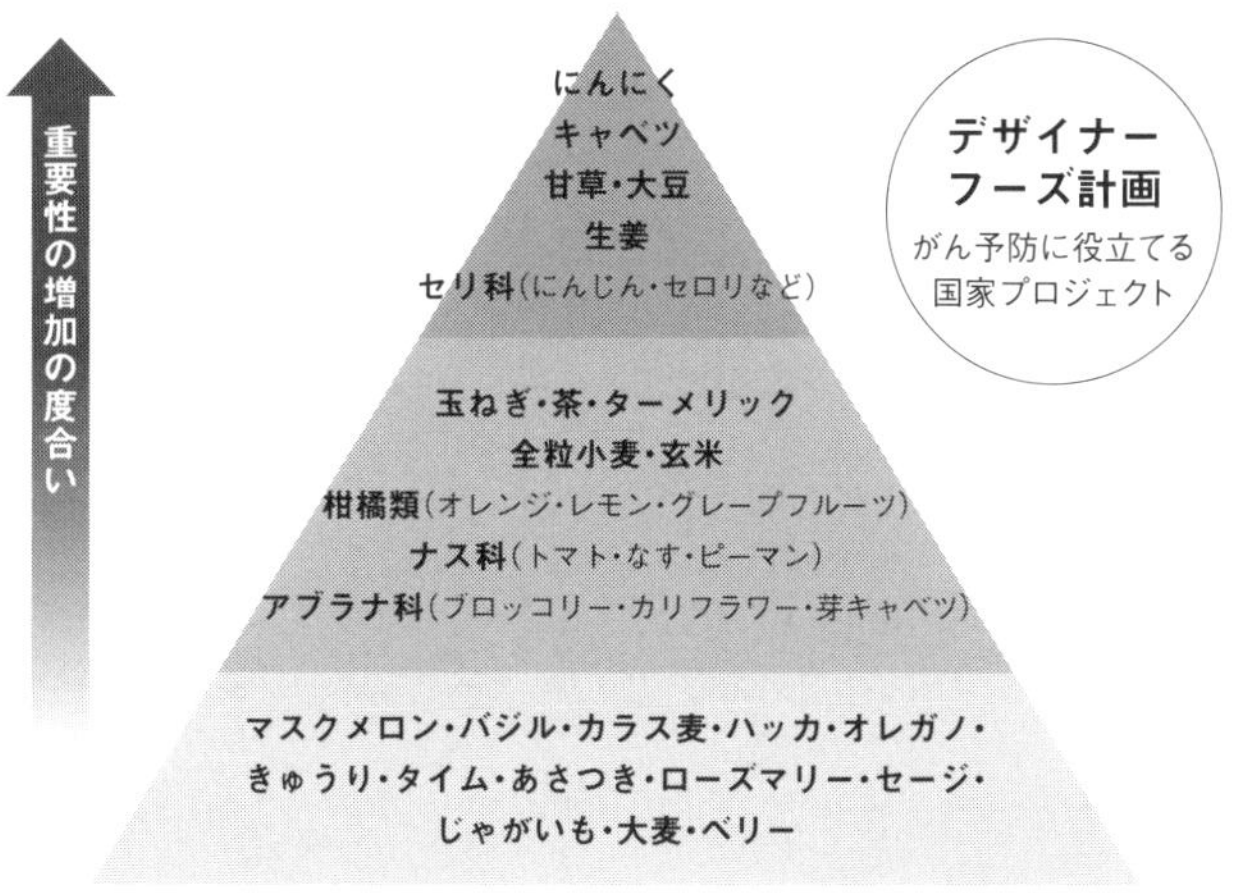

(出典:アメリカ国立がん研究所・1990)

1・5リットル以上のジュースは朝・昼・夜と、1日に3〜5回程度（私は6回・第3章既述）に分けて飲むのが効果的なのですが、これを忠実に実行するとなると、ジュースづくりに多くの時間を割《さ》くことになります。

1回のジュースづくりには野菜・果物を洗って小さく切り、ジューサーでしぼり、飲んだあとに洗い物・片づけをするなど、一連の作業で15分程度の時間が必要になります。最初のころ、私はよく「飲むのは一瞬、手間は15分」と、心のなかでつぶやいていました。

しばらくして、私はその日のジュースに使う野菜・果物を、朝のうちに仕込みをし、時間のないときや疲れたときは、柑橘《かんきつ》類の果物を活用するようになって、手間の煩わしさを軽減することができました。

野菜・果物は朝の時間にまとめて洗って切り分け、密閉容器に入れたり調理用ラップに包んだりして、冷蔵庫に保存します。とくに、小松菜、キャベツなどの葉物野菜やにんじんなどは処理済みであれば、すぐにジューサーに入れられるので、作業がとてもらくになります。

レモン、オレンジ、グレープフルーツなどの柑橘類なら、比較的簡単な手間でジュースにできます。柑橘類は大きな据え置き型のジューサーでなくても、半分に切って断面をスクイーザーに押しつけてねじるようにしてしぼるだけなので、とても簡単です。所要時間は、およそ3分。

私は毎日、自分で低速ジューサーを使ってつくった、1・8リットルのジュースを飲んできました。

攻めの療法、守りの療法

がんに対する２つの戦法

攻めの療法
がんを消すエンジン

→ **しぼりたてジュース**
- ●細胞の代謝改善
- ●活性酸素、有害物質の毒消し

＋

守りの療法
がんの勢いを
止めるブレーキ

→ ①塩分を制限する
②四足歩行の動物肉を控える

がん患者に最も大事なのは、
「植物の力」を摂り入れること

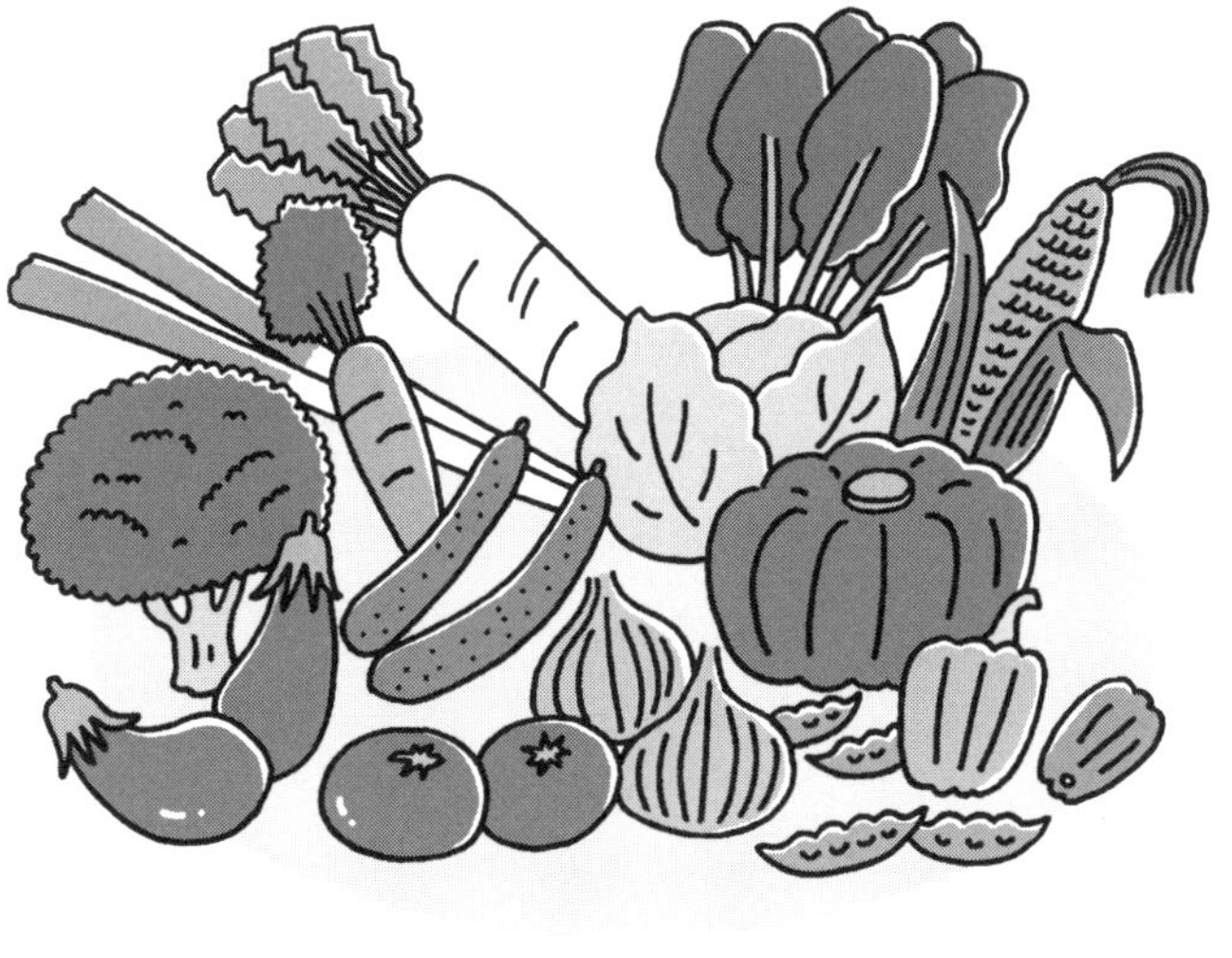

基本はりんご、にんじんをメインにした赤のジュースと、りんごと小松菜がメインの緑のジュースを、ビタミンCやクエン酸の豊富なレモン、解毒力の高いセロリなども加えて交互に飲みます。ジュースに使う野菜・果物はたくさんあります。済陽先生の著書、『１００日でがんに勝つジュース&スープ』などを参考にするとよいでしょう。

闘病中とはいえ、たまに家族で日帰りドライブとか1泊温泉旅行に出かけたり、友人たちとゴルフに興じたりすることがあります。そういうときに、柑橘類ジュースは重宝します。レモンやオレンジなどお好みの柑橘類と果物ナイフ、スクイーザー、プラスチック製のコップかシェーカーを持参すれば、行先で簡単にジュースをつくることができます。

荷物を極力減らしたい場合でも、レモンだけは必ず持参します。レモンには疲労回復効果もあるので、ゴルフなどにはうってつけ。昼食時に、レストランでジュースをつくっています。

さらには、粉末の青汁や乳酸菌のサプリメントを携行して、柑橘類ジュースに混ぜれば、手間をかけずに強力なジュースができあがります。

抗がん剤治療のために短期入院するときにも、柑橘類と青汁、乳酸菌サプリを持っていき、病室（冷蔵庫付き）でもしぼりたてのジュースを飲んでいました。

柑橘類だけのジュースでは、がん治療に必要な栄養素が偏ってしまいます。そこで、比較的余力のある昼間はりんご、にんじん、葉物野菜などでジュースをつくり、1日の疲れが溜まってき

しぼりたてジュースのつくり方

私が常飲した赤と緑

赤のジュース（りんごとにんじんメイン）

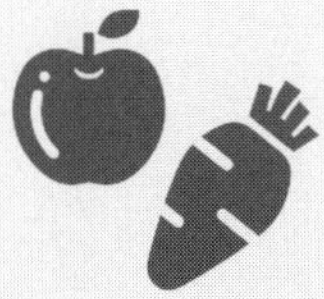

【材料（300㎖）】

りんご……1個
にんじん……小1本
レモン……1/4個

【つくり方】

①りんごは一晩、水に浸し、たわしでゴシゴシ洗い、皮ごと使う。
②にんじんはよく洗って、へたを取り除く。
　有機栽培・自然栽培のものは皮ごと使う。
③りんご、にんじんは適当な大きさに切る。
④レモンはスクイーザーで果汁をしぼる。
⑤りんご、にんじんをジューサーでしぼり、レモン果汁を混ぜる。
※輸入レモンは一晩、水に浸し、ゴシゴシ洗う。国産レモンもよく洗う。

緑のジュース（りんごと小松菜メイン）

【材料（300㎖）】

りんご……1個
小松菜……100g
レモン……1/4個

【つくり方】

①りんご→上記①と同じ。
②小松菜は根元の泥を落とす。
③りんご、小松菜は適当な大きさに切る。
④レモンは上記④と同じ。
⑤りんご、小松菜をジューサーでしぼり、レモン果汁を混ぜる。

た夜は柑橘類のジュースにするなど、臨機応変に取り組みました。うまく手間を省きながらも、しっかりジュースを飲み続ける、というバランス感覚を持っておくことが大事です。

減塩食事を克服するコツ

済陽式がん食事療法で、患者さんが苦労するのは守りの療法を代表する「限りなく無塩に近い減塩」でしょう。

私も最初の１～２ヵ月、どうしても単調で味気ない食事に嫌気が差して、たびたび食事療法を投げ出しそうになりました。

しかし、なんとか食事療法を続けて２ヵ月ほど経ったころ、がんが小さくなる体験をしたことで（第３章既述）、少ない塩分でできるおいしいレシピを、積極的に考えるようになったのです。慣れてくると、自分のオリジナルレシピがいろいろつくれるようになってきます。制限にだけ目を向けて、嘆きながら食事をするのではなく、できるだけ楽しみながらつくったり食べたりしたいものです。

食事療法は使える調味料に、多くの制限があります。市販の調味料を使う場合は、減塩しょう油や減塩みそをはじめとして、塩分の少ないものを選ばなくてはなりません。だしの素など、塩辛さがなくても塩分（ナトリウム）の多いものもありますから注意が必要です。

ドレッシングやマヨネーズなどの合わせ調味料は塩分だけではなく、使われている油脂や添加物の心配もあるので、できるだけ使わないようにします。これらに代わる方法を考えてみることが大切です。

私はさまざまな料理に使えることから、まずハーブを利用しました。煮物や炒め物には酢、バルサミコ酢、白ワイン、日本酒を活用。また、にんにく、生姜、長ねぎ、玉ねぎ、きのこ類、だし昆布、干し海老、レモンなどを調味に使っていました。

無塩に近い食事は、「加工していない生の食材」を「無塩に近い調味料」で調理することで実現します。ですから、自炊が基本です。

とはいっても、毎日３度の食事すべてを自炊するのはたいへんな手間です。そこで、手間を減らす工夫が、食事療法を続けるためにとても重要です。手間減らしに役立つのが、つくりおき総菜です。時間の余裕があるときに、総菜を数種類つくって冷蔵庫で保存しておけばよいのです。つくりおき総菜が２品あれば、あとは主菜の魚料理と野菜サラダを食事直前につくれば、主食のご飯に４皿の副食がそろいます。ほぼ半分の手間で、１食ができあがるのです。

冷蔵庫にストックがあると、心の余裕につながります。時間のあるときに、ぜひ楽しみながらいろいろなつくりおき総菜にチャレンジしてみたらどうでしょう。

月1度の息抜きで、食事ストレスを解消

厳格な食事療法は、慣れるのに多少の時間と手間がかかります。しかし、いったん慣れてしまえば、苦労もなく淡々とこなせるようになってきます。

ときどき、周囲の人から「たいへんなご苦労でしょう」と言われましたが、実際にたいへんだと思っていたのは、最初の2ヵ月くらいだけでした。

コツがわかってくれば、たいへんだという気持ちはどんどん薄らいでいきます。それでも、ときには食事療法に飽きたり、自炊する手間に嫌気が差したりすることもありました。疲れているときなどは、毎日続く自炊が嫌になることもあります。そういうときに、無理して食事療法を押し通すとその後の意欲がそがれます。食事療法そのものに挫折してしまっては、元も子もありません。

私は、こう考えることにしました。たまには食事療法の決まりを外す「息抜き」も必要なのではないか、と。外食して好きなものを食べて、ストレスを解消して気持ちがリフレッシュすれば、また食事療法をがんばってみようという気力が湧いてきます。

もちろん、それをきっかけに、ずるずると食事療法から脱落していくようなことがあってはいけないので、心の安定のための例外であることを、自分で強く意識しておくことが大切です。頻

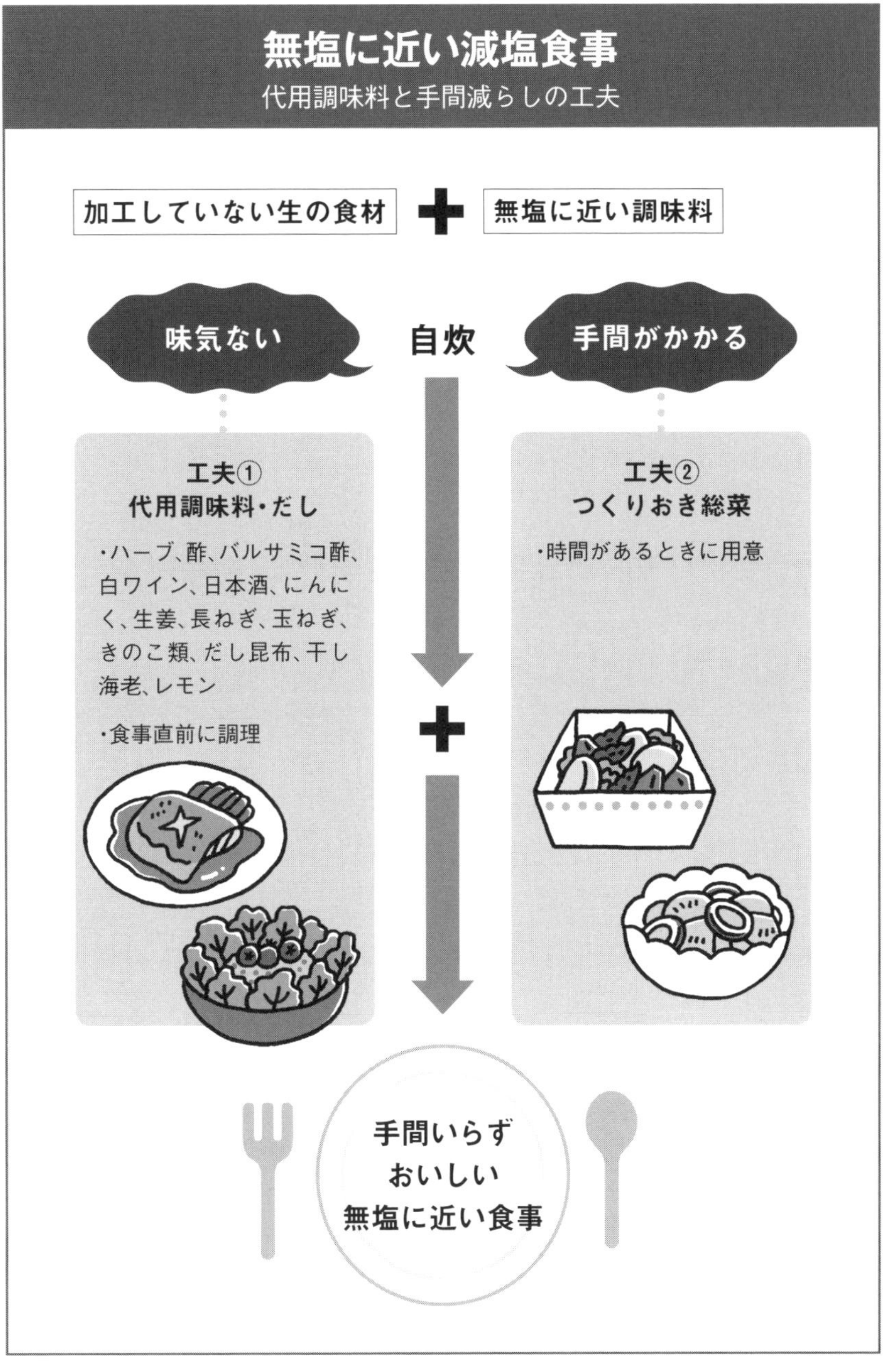
無塩に近い減塩食事
代用調味料と手間減らしの工夫
加工していない生の食材
無塩に近い調味料
味気ない
自炊
手間がかかる
工夫①
代用調味料・だし
・ハーブ、酢、バルサミコ酢、白ワイン、日本酒、にんにく、生姜、長ねぎ、玉ねぎ、きのこ類、だし昆布、干し海老、レモン
・食事直前に調理
工夫②
つくりおき総菜
・時間があるときに用意
手間いらず
おいしい
無塩に近い食事

度は、せいぜい月1回程度と、私は思っています。

食事療法から外れたものを食べるのですから、何を食べてよいかという判断基準があるわけではありません。食事療法に真面目に取り組んでいる人は、今日だけは好きなものを食べようと思っても、あまり羽目を外すようなことはしないでしょう。真面目に取り組んでいるからこそ、これまでの努力をだいなしにするような無茶はしないはずです。

私は、抗がん剤の点滴後などに、頑張っている自分へのサービスのつもりで、市販のピザや鶏のから揚げなどを食べたことがあります。そうしたことで気持ちが落ち着いて、翌日からまた食事療法に戻ることができました。

闘病中、何度か泊まりがけの家族旅行に出かけています。旅行先での食事は最高の息抜きで、楽しみでした。

宿での食事は、出される料理を食べることになります。私はその場合、あらかじめ2つのことをお願いしておくようにしました。肉料理は避けて魚料理（青魚か白身魚）にしてもらい、また動物性の食材、乳製品（ヨーグルトは除く）も控えてもらっていました。たいていのホテルや旅館では、私の料理だけ希望どおりにしてくれました。

減塩や無塩は、おそらく無理だろうと思います。ホテル、旅館は味つけについてはまとめてやっていて、個別の対応はできないのが普通だからです。塩分を摂りすぎたかなと思ったときは、野菜をたくさん食べたり、柑橘類ジュースと青汁を多めに飲んだりしました。野菜・果物に多く含まれるカリウムには、塩分を体外に排出する効果があるからです。

食事療法の決まりをできるだけ守ることは大事ですが、できない部分を気にしすぎるのもストレスになります。自分なりの現実的な基準を設けて、できない部分はほかの方法でカバーしていく発想も必要でしょう。

「十分な休養」と「適度な運動」を――進行がん患者の場合

闘病中、私は努めて休養や睡眠をとっていました。済陽先生からも耳にタコができるくらいに、進行がんの患者にとって休養や睡眠の大事さを指導されました。

自然治癒力は副交感神経が優勢になったとき、つまりおもに睡眠中に活発になりますから、なかでも免疫力の要となる免疫細胞のリンパ球がその間に増えるのです。このことは、免疫力の大家である故安保《あぼ》徹《とおる》先生の研究によっても明らかになっています。このとき、自己修復力である細胞の新陳代謝も盛んになることもわかっています。

きわめて重要なことは、副交感神経は体を横にして休むとか、リラックスしたときにしか優勢にならないということです。免疫力、自己修復力を高めるには、体を横にして休養や睡眠をとることがとても大事なのです。

また、体のエネルギー状態を一定に保つ恒常性（ホメオスタシス）の維持にも、休養と睡眠は重要です。エネルギー物質のＡＴＰ（第３章既述）を浪費すると、恒常性維持にも差し支えるのです。

済陽先生も「夜９時ころから夜中の３時ころまでが副交感神経のピークで、リンパ球が盛んに生まれる」と言っています。免疫力が増強するまさにゴールデンタイム、どれだけ睡眠がとれて熟睡できるかが重要です。健常な人の場合、７時間睡眠が最も死亡リスクは低いと言われていますが、済陽先生はがん患者には８時間以上の睡眠が必要だと指導しています。

適度な運動も大事です。血流やリンパ流を良好にするからです。栄養素や老廃物が循環しやすくなって代謝力が上がり、その結果、気持ちが晴れ晴れとし、高揚感にあふれ、闘病に前向きになるメンタルを育ててくれます。また、免疫細胞が良好な血流にのって全身を駆け巡りますから、免疫力も向上します。

闘病中も適度、あるいは体調と相談して軽めの運動を続けたいものです。ただし、何事もバランスです。進行がんの場合、健康なときよりも少しバランスを変える必要があります。活動量を減らし、そのぶん積極的に体を横にして休むのです。

リンパ球が生まれ育ち、免疫力を増強するには温かい体内環境も必要です。温かい体とは、全身で熱がつくられて適温を保つ体です。

熱を生むのは運動がいちばんなのですが、私たち進行がん患者には、激しい運動はエネルギー不足に陥って害になります。

済陽先生は入浴の効果を説かれています。40度の湯にトータルで10~20分、心肺機能や血圧に問題がなければ全身浴で肩までつかります。額が少し汗ばむようになると、体温は37度台になっています。体温が37度のとき、リンパ球が最も活性化します。みぞおちあたりまでの入浴でも、20分もあれば十分に温まります。

体温が37度になるのは、入浴中から入浴後の一定の時間だけですが、毎日習慣として37度の体温をつくることが重要です。

5分間、首までどっぷりつかれば、喉の奥にある扁桃が温まります。扁桃はリンパ球などの免疫細胞が集まった免疫器官で、口や鼻から侵入したウイルスや細菌などを食い止める免疫の最前線のような働きをしています。このように、咽頭・喉頭のリンパ組織の血流を改善し、免疫能賦《ふ》活《かつ》をはかることは重要です。

入浴は食後、1時間ほど経って消化が進んだころにして、就寝の1時間前までに上がれば、副交感神経が優勢になってリラックスし、寝つきがよくなります。

42度以上の熱い湯では、交感神経が刺激を受けて興奮します。シャワーも同じで、肌への水圧の刺激がやはり交感神経を興奮させます。シャワーの習慣は、免疫力低下につながります。

第5章

心の平安を求めて

私のメンタルヘルス対策

がん患者とうつ病

余命宣告、死の恐怖を強烈に意識する瞬間です。

あとになって私は「街を歩いていたら、曲がり角からいきなり『死』が口を開けて現れ、こちらに向かってきた、というくらいショッキングだった」と形容するようになりましたが、実際には、そのときの私は、自分に何が起きているのか、まったくわかりませんでした。病室に戻ると絶望感に覆われ、ベッドに腰かけてただ呆然としていました。やがて、恐怖が湧き上がり、意味のない悔恨の自問自答を繰り返し、あふれる涙を止めることができませんでした。

闘病中、やはり余命宣告を受けた、多くの進行がんの患者さんたちと交流してきました。皆さんに「そのとき」のことを伺うと、一様に「ショックだった」という一言が返ってきました。そのあとに続く「頭が真っ白になった」「先生が何を話したのかまったく覚えていない」「呆然として言葉が出なかった」などの言葉が、そのショックの大きさを表しています。

余命宣告を受けた患者さんは、過酷な状況下にあって、どこに生存の道を見つければよいのかという不安、長期戦になりがちな闘病生活に心が大きく揺らぎます。多くの進行がんの患者たちはうつ病を患う、もしくはうつ病の予備群であると言われています。進行がんに限らず、がん患者のうつ病は多く、発症率は一般に比べて2～3倍という報告があります。

名古屋市立大学大学院医学研究科・明智龍男教授らが企業健保組合の保険請求データを解析した結果、がん患者全般のうつ病有病率は34・1パーセントと報告されている。

（「HealthDay News」・2020年12月28日・編集部注）

日本のがん医療では、心の問題をケアすることはあまりありません。心が負けてしまうと、病状や治療によい影響を与えません。進行がんとなると、闘病も長期戦になりやすくなります。その間のがん患者の心は、ちょっとした体調の変化や検査の結果などに一喜一憂しやすい、繊細なものです。

たとえば、食欲不振や軽い腹痛、吐き気などが起こっただけでも、がんが悪化したのではないか、転移したのではないか、と怯《おび》えます。検査の数値が少しでも悪ければ、心がざわついて眠れなくなります。

済陽式がん食事療法で、がんが消えるまでには個人差がありますが、半年から2年ほどかかります。その間、「自分のやり方は間違っていないだろうか」「十分ではないのではないか」と、疑心暗鬼に駆られます。不安は健常な家族や友人には伝わりにくく、また、周りの好意・激励の言葉がけも、ときには白々しく感じ、「辛さがわかりもしないのに」と怒りの気持ちが湧くこともあり、孤独感に苛《さいな》まれます。がん患者にとっては、病状だけではなく心の問題もかなり大きいと、私は実感しています。

がん患者には患者同士の横のつながりがあれば、心の支えが増えてよいのではないかと思います。自分の感じている不安や動揺を、ほかの患者さんも感じているとわかると、孤独感が安らぎ、また取り越し苦労をしていたことがわかって、不安を笑い飛ばせる場合もあります。皆さん、似たような苦労をしているのだとわかると、「自分もがんばらなければ」という気持ちが湧いてくるのです。

がん専門病院には患者の会があるところも多いので、活用するのもよいでしょう。ブログやＳＮＳのようなインターネットのつながりもあります。励まし合える仲間ができるのではないでしょうか。私もがん闘病の体験談の小さな講演会を開いたり、ブログに体験や闘病経過を綴ったりして、ほかの患者さんたちとの交流をしています。

私も投げ出したくなった

済陽式がん食事療法には無塩に近い減塩、動物性食材の禁止、毎日のジュースづくりなどの厳格な決まりごとがあります。

患者さんのなかには、「味気ない食事、手間がかかる、しかも長期戦」という理由から挫折する人が少なからず出てきます。

がん患者の3割強がうつ病

不安と落ち込み

①気持ちが沈みこんだりする抑うつ気分
②興味・喜びの喪失
③食欲減退（増進）
④不眠（睡眠過多）
⑤疲労・気力低下
⑥強い罪責感
⑦思考力・集中力低下
⑧自殺念慮
⑨話し方や動作が遅い・焦燥

①②と残りのうち5つある場合を大うつ病エピソード（症状）。
①②と残りの2個以上、4個以下の場合は小うつ病エピソードと呼ぶ。
いずれも、2週間以上ほぼ毎日、症状がある。

大うつ病 14.9% ＋ 小うつ病 19.2%
34.1%

（名古屋市立大学大学院医学研究科・明智龍男教授らの研究による／2020年）

がん患者の代表的な心の状態

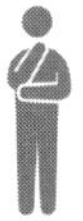

不安

- 心配事が頭から離れない
- 怒りっぽい、いらいらする
- 集中できない
- いつも緊張していてリラックスできない
- 考えたくないのに嫌なことを考えてしまう
- 冷や汗がひどい
- 眠れない
- そわそわして気持ちが落ち着かない

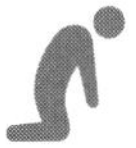

落ち込み

- 気持ちが落ち込む
- 眠れない
- 物事が決められない
- だるい、疲れやすい
- 何をしても楽しめない
- 集中できない、やる気が出ない
- 食欲が出ない
- 自分を責めてしまう
- 生きるのが面倒になる

突然胸が苦しくなる、息苦しくなる、吐き気がする、めまいや動悸におそわれる、といった体の発作的な変調も、不安の症状として起こることがあります。

（国立がん研究センター・がん情報サービス／図改変）

はたして、済陽式がん食事療法は、継続するのが困難な食事療法なのでしょうか。

なぜ、私は続けることができたのでしょうか。

済陽式がん食事療法を始めた私には、そのとき余計なことを考えるゆとりはありませんでした。とにかくやらなければ自分は助からない、この一念で必死に取り組みました。2ヵ月を経過するころ、やはり「味気ない食事、手間がかかる、しかも長期戦」にうんざりして、「もうこんなことは続けられない」と投げ出したくなりました。

家族に、あたり散らしたこともあります。なぜ、投げ出さなかったのかと言えば、ちょうどそのタイミングで体が変わり始めたからです。

「待てよ。嫌気が差したのは体の変わり目だからではないか」という思いが、心をよぎったのです。実際に、次の検査で、がんは小さくなり始めているのがわかりました。抗がん剤の辛い副作用も、らくになりつつありました。「ああ、やはり続けていれば効果が出るのだ」と、済陽式がん食事療法に感謝しました。

バチッ！　そのとき私の心にスイッチが入ったのです。

それからというもの、熱を入れて取り組み始め、食事づくりをいかにおいしく楽しいものにできるか、あれこれ考えて試してみるようになりました。工夫を重ねてみれば、塩分を使わなくてもおいしくつくれることがわかってきましたし、オリジナルレシピがいくつもできあがりました。

継続・挫折の分岐点

私の心にスイッチが入ったとき

2009年 9月

●済陽式がん食事療法開始

10月

●嫌気が差す

「味気ない食事、手間がかかる、しかも長期戦」

●挫折寸前

●体が変わり始める

「体の変わり目だから、投げ出したくなったのでは」

11月

●胃・リンパ節・肝臓のがんが縮小する
食事療法の成果が出る

➡心にスイッチが入る

「続けていれば効果が出るのだ」

12月

●済陽式がん食事療法の第1通過点
開始後3ヵ月ごろから体質が改善

「1ヵ月も早く成果を出せた」

➡やる気があふれる

「オリジナルレシピがいくつもできた」

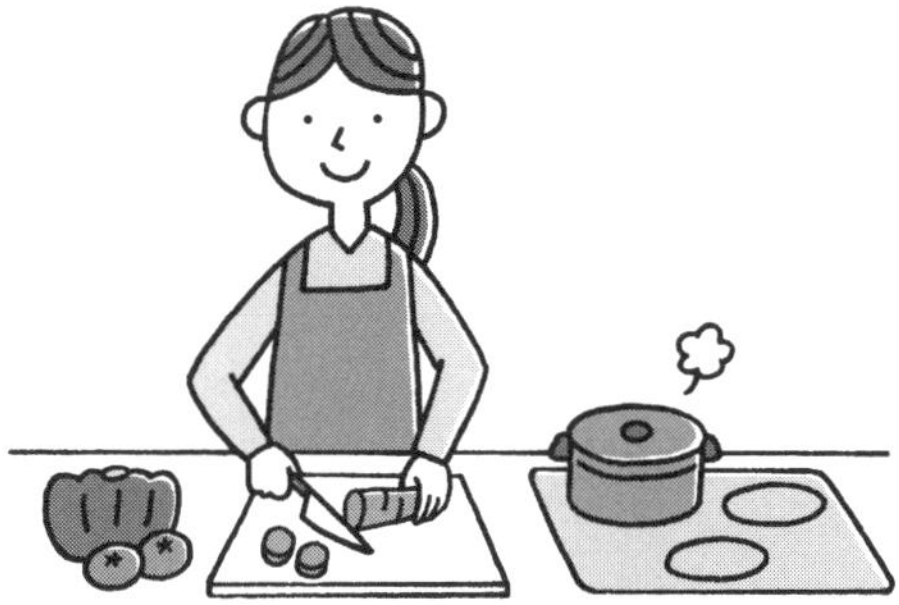

2010年 1月

●胃がん半分に縮小。リンパ節(1ヵ所)、
肝臓(すべて)の転移巣が消滅

気持ちが前向きですから、買い物や仕込みも手際よくなり、手早く調理ができるようにもなりました。

なんでもそうでしょうけれど、新しいことに取り組むときは、最初の一定期間は難しさや大変さばかりが先行して、楽しさや面白さを味わうことはできません。

私は学生時代、音楽が趣味でギターやベースを演奏していました。楽器の習得も同じことです。取り組み始めたころは、ちゃんとした音を出すことすらできずに、フラストレーションが溜まるばかりでした。きちんと音が出るようになると、急に楽しくなり、心のスイッチが入ります。

「やらされ感」という言葉があります。人からやらされていると思うと、長続きしにくいものです。済陽式がん食事療法も、他人がいくらすすめてくれても、やる本人が納得して楽しみを見つけださないと長続きは難しいのでしょう。

心のスイッチを入れるいちばんの特効薬は、やはり自分の体で効果を感じ取ることではないかと思うのです。一般に、済陽式がん食事療法で体質が変わり始めるのは、３ヵ月程度と言われています。その間、ぐっとこらえて地道に努力することが、結局は最短の道ではないでしょうか。

心に傷、免疫力激減

私のがんは過度のストレスと過度の飲酒によるもの、と思っています。

ストレスも飲酒も、それ自体は悪いことではありません。適度なストレスは適度な緊張感をもたらし、明日へのエネルギーになります。適度な飲酒は疲れを癒し、交友関係をスムーズにしてくれます。

がんが見つかる2年前（２００７年）、ストレスが原因と思われる突発性難聴とメニエル氏病を発症し、数ヵ月の治療を要しました。翌年には、過度の飲酒による不整脈が見つかりました。心房《しんぼう》粗動《そどう》という病気です。幸い、手術で根治することができました。

そして、がんが見つかったのです。

私は余命宣告を契機に、ブログを書き始めました。自分のがんはストレスが原因だろうと書いたところ、実にたくさんの人たちから、「自分もストレスでがんになったと思っている」という反響をいただき、私だけではないのだなと身につまされました。

このことで、私は思うところがありました。

メンタル（精神面）が原因でがんになるのであれば、私のがんは心を癒せば治ると考えてよいのか、と。

この命題に対する私の考えを述べる前に、心とがんの関係について、星野《ほしの》仁彦《よしひこ》先生の臨床心理学的な見解を紹介します。星野先生は心療内科の医師です。自分の末期がんをみずから考案した「星野式ゲルソン療法（中心は食事療法）」で完治させています。その後、多くの進行がん患者さんを指導し、完治・寛解に導いています。

星野先生は食事療法と並行して心療内科の専門性を生かし、がんとメンタルの関係について、科学的根拠や臨床例に基づき患者さんを指導しています。先生のその見解を、私なりに咀嚼《そしゃく》して3点に要約してみました。

●多くの進行がん患者はうつ病になりやすい（星野先生もうつ病になった）
●うつ病などの心の傷（トラウマ）を負うと、がんと闘う免疫力が激減する
●がんにかかりやすい性格がある（詳しくは後述します）

星野先生のクリニックでは、現代医療や食事療法、免疫療法などに加えて、場合によってはメンタルヘルスケアを施します。このことを、先生は人間を多角的に診《み》る「ホリスティック（全人的）医療」と呼んでいます。暗い顔をしてクリニックを訪れる患者さんも、メンタルヘルスケアのあとには「私、がんばります」と笑みを浮かべて帰っていくそうです。当然、患者さんの予後がよくなることは想像に難《かた》くありません。

私も、がんとメンタルには深い関係があるだろうと思っています。

だからといって、治療を急がなければならない進行がんにおいて、メンタルさえ癒せばがんは治るというような、ある意味、悠長なことは言っていられないとも思っていました。心の問題はつかみどころが難しいだけに、誰でもなんでも言えてしまうところがあるのです。それが行き過ぎてしまうと、「心さえ整えれば、どんながんでも治る」というような極論にもなりかねません。とくに、進行がんを扱うのは、とても難しい問題ではないでしょうか。

星野先生のように、医師としてがんとメンタルを扱い、現代医療や食事療法も熟知しているからこそ、その知見、意見はとても貴重なのです。しかし、日本のがん医療においては、診察室の中で心の問題を正面から扱うことはあまりありません。患者さんが自分の力で「自分の心の問題」に気づいていくのは、容易なことではないと思うのです。

自分の心の問題、とはなんでしょうか。人生観にかかわる問題かもしれません。あるいは、幼いころに受けた心の傷かもしれないのです。

いずれにしても、それらを気づくことにも変えていくことにも、時間がかかります。知り合いの心理カウンセラーに聞いてみたところ、人間の心には変えられる部分と、変えられない部分というものがあるのだとか。

進行がんであっても、重篤な状態を現代医療や食事療法の力を借りて切り抜けられれば、そのあと、時間は十分に与えられます。私がそうでした。自分の心の問題に気づき始め、いろいろと模索したのは闘病開始から数ヵ月が経過してからです。心のことはきわめて大事、けれども時間がかかります。ですから、まず体の治療に取り組むことが先決だと思うのです。

一喜一憂は生きている証

進行がんの治療は、時間を要します。治療期間中には、さまざまな体調や病状の変化をともないます。よくなるときもあれば横ばいが続くこともあり、ときには悪化することもあります。よいときは、気持ちが晴れやかになります。辛いのは、検査結果で無情にも悪化を突きつけられたときです。周りが想像する以上に、気持ちは凹みます。そのようなとき、「一回一回の検査結果に一喜一憂するな」と、叱咤激励の言葉をかけられます。

私にとっては、一喜一憂は避けられない正直な感情なのです。むしろ、「一喜一憂は生きている証《あかし》」とさえ思っています。無理にそれを抑え込もうとすれば、かえって精神が歪んでしまいます。

一般的に、治療期間中は一定期間ごとに病院で検査を受けます。血液検査によって腫瘍マーカーを測定し、ＣＴ検査やＭＲＩ検査などの画像検査でがんの形状を調べます。この検査結果を聞きに行くときの、なんとも言えない不安な気持ち。がんばって治療してきたけれど、逆に悪くなってはいないだろうか、というたたまれない気持ち。私は10年間の闘病で、この不安な気持ちについに慣れることはできませんでした。

結果がよければ、小さくガッツポーズしていました。また、誰かにそのことを聞いてほしくなったものです。逆に、結果が悪化していたときは、相当に落ち込んでいました。とくに、腫瘍マーカーが上昇していると、嫌な気持ちも上昇します。がんが進行しているのではないか、転移したのではないかなどと疑心暗鬼になり、落ち着かない日々を過ごすことになります。

ましてや、画像検査でがんが成長したり転移したりしていれば、かなりのショックを受けることになります。私も数回、その経験をしています。せっかく消えた肝転移がぶり返したとき（２０１０年）、そのショックは大きく、のちにこういうときに「頭をハンマーで一撃されたようだ」と言うのかと思ったものでした。

その４ヵ月後、小さくなっていた胃のがんがまた大きくなり始めたときには、帰路、動転して運転していた車を電柱にぶつけそうになりました。悲しくて、気づかない間に止めどなく涙が流れていたこともあります。

このようなときに、「一喜一憂するな」と言われても、自分にはとうてい無理だと思いました。不安で、怖くて、悲しくてしかたがない。私の偽らざる心の揺らぎです。

考えてみれば、人間は感情の生き物であり、喜怒哀楽という感情は人間の心の仕組みとして備わったものです。その自然の仕組みを抑圧すれば、歪みが生じても当然のことと思えます。

余命宣告を受けて間もないころ、私は瞑想を習いに行ったことがあります。先の見えない状況で、瞑想に心の平安を求めたのです。習いに行くまでは、瞑想とは不安も邪念もない平静な心持ちを実現するものだと思っていました。しかし、瞑想は不安も邪念も消えるものではなく、心に浮かんでくるそれらの感情や想念をただじっと見つめて、観察するものだったのです。

観察して、「ああ、自分はいま怖がっているのだ」などと、自分の感情を受け入れる。そして、その感情を人間の自然な仕組み、生きている証なのだと、愛おしむ。

こうすることで、自分の不安や恐怖心が徐々に癒されるように感じるのです。この過程で、家族や友人に心情を聞いてもらったり、自分の好きなアイテムに囲まれてリラックスしたりすると、より効果が上がっていくような気がしました。

瞑想を経験して得た気づきと、一喜一憂の大切さは、揺れそうになる私の心を支えてくれました。

自滅しない心のつくり方

進行がんの患者さんは、病院の治療ではわずかな期間しか延命できないという現実に立ち向かい、食事療法をはじめとした代替医療などを取り入れてがんばっているのは、ひとえに、寛解を目指しているからです。

治療は長期戦ですから、つまずきも失敗もあるけれど、やはり負けるわけにはいきません。負けることは、自分の死を意味します。

ですから、できることなら勝ち続けたい。勝ち続けるというのは、検査のたびにがんが小さくなっていることです。

しかし、私が闘病生活で学んだのは、「勝ち続けることにこだわるよりも、負け越さないこと」です。そして、「自滅しないこと」の大事さです。

闘病を開始したときは、とにかく自分が助かる道を模索することに必死でしたし、おっかなびっくりでもあったのです。済陽式がん食事療法と抗がん剤治療の併用でスタートしましたが、ほんとうにこれでよかったのかと、不安につきまとわれていました。

2ヵ月後にがんが小さくなり始め、半年後に肝臓の転移巣が消えました。望外の喜びでした。がんの進行が止まれば「御《おん》の字」と思っていたのに、がんが消え始めたのです。「これでいける！」と確信しました。

ところが、その後に転移が再燃したり悪化したり、膠着《こうちゃく》したりと思ったように改善が進まなくなりました。あとになってみれば、それぞれの原因はわかったのですが、その時点では思いあたるようなことがありませんでした。

焦りました。さまざまな追加対策を考えて実行していきました。そうやって乾いた雑巾をしぼるようにしてがんばっても、そのあとの数ヵ月に1度の検査で結果が出ないと、がっかりしたり打ちのめされた気持ちになったりしました。最初のうちは進行が止まるだけで嬉しかったのに、長期戦になってくると、よい結果が出ないと苦しくなってしまったのです。

余命13ヵ月をクリアしたものの、結果が出ないことに「続けていてもだめなんじゃないか」と、気持ちがネガティブに傾いていきました。続けているからこそ、余命宣告を覆して1年以上がんばれたというのに。

それでも続けられたのは、「ここで投げ出してしまえば、それでおしまい」という気持ちが、最後の砦となってくれたのです。

幸いなことに、何度かの食事をはじめとした生活習慣の見直しのあと、とても重要な気づきがあり、そこから病状は悪化しなくなりました。そして、完全寛解に向けて迷いなく進むことができました。その気づきとは意外に簡単なことで、「十分な休養と、それによる免疫力アップ」だったのです（第4章既述）。

勝ち続けられれば最高なのですが、なかなかそうはいかないのが自分の闘病というものです。うまく寛解した人の話を聞くのはとても参考になりますが、こと自分の闘病になると、どこでつまずいているのかを客観的にみるのは、そんなに簡単なことではありません。原因がわからないままに結果を出せずにいると、つい自暴自棄になり投げ出してしまいたくなります。

つまり、自滅です。だからこそ、勝ち続けることより、負け越さないことが大事だと思うのです。勝ち続けることは、かなりのプレッシャーになります。一生懸命なのはよいのですけれど、そのことで疲れきってしまっては、なんのための闘病かわからなくなってしまいます。

勝ち続けられない状態であっても、負け越していなければ、どこかで巻き返すチャンスが見つけられます。大事な気づきを与えられるチャンスもあります。負け越しを続けていると、どんどん病状は悪くなり、致命的になります。

闘病開始から３年後の完全寛解までの間には、合計17回の画像検査がありました。内視鏡検査やＣＴ検査、ＭＲＩ検査などです。これらの検査の結果を「勝ち（がんが小さくなった）」「負け（がんが大きくなった）」「引き分け（変化なし）」の３つに分けてみました。

●勝ち６回（約35パーセント）
●負け２回（約12パーセント）
●引き分け９回（約53パーセント）

半分以上が、引き分けだったのです。負けが少なかったことで、トータルでみれば勝ち越しで終わることができました。ものは考えようで、1回負けたからといって、がっかりすることはないのです。そのためには、途中で自滅しないこと。これが大事ではないかと思っています。

正しい努力をしているか

もう1つ、気づきがありました。

「正しく努力すれば、きっとよくなる」と思うことの大切さです。

重篤なステージⅣの進行がんの患者さんにしてみれば、努力すればよくなるなどととうてい思えないような状況に置かれています。しかし、私の体験で言えば、進行がんを寛解させるのは、どんな治療法であっても「努力があればこそ」の一言に尽きます。

しかし、その努力は「正しい努力」でなくてはなりません。

プロ野球界の知将、故野村克也《のむらかつや》・元監督は南海（現ソフトバンクの前身）、ヤクルト、阪神、楽天、4球団の監督を務め優勝請負人と呼ばれました。野村さんは、「王《おう》（貞治《さだはる》）や長嶋《ながしま》（茂《しげ》雄《お》）のような天才ではない。自分はただの凡人」と、みずからを称しています。その凡人が非凡な成績を収めたのは、ひとえに正しい努力を続けたからだとも言っています。私は闘病中、いつもこの言葉を思い起こしていました。

では、その正しい努力というのは、どんなことを言うのでしょうか。

正しい努力、それは治療法の見直しだったり生活習慣の改善だったり、あるいは心の持ちようなどに注がれます。ここから先は、私がそのために、試行錯誤を重ねながら何をしてきたかを述べていきます。

たとえば、現代医療だけに依存していないか、と考えることも正しい努力の一端です。とくに、3大標準治療は、体への侵襲が大きい治療です。侵襲が大きければ大きいほど、患者さんはがんばり、そして耐えなければなりません。そこには、大きな努力が求められます。原点に戻ってみれば、もともと現代医療だけでは寛解は困難なのです。抗がん剤だけでは治らない、と私も主治医から告げられていました。つまり、現代医療だけだと、患者さんの努力は大きいけれど、報われる度合いは最初から低いのです。

同じことは代替医療・自然療法にも言えます。たしかに、進行がんは代替医療的、自然療法的なものを取り入れなければ、寛解はやはり難しい。だからといって、代替医療・自然療法ならなんでもよいわけではないはずです。

うまくいかないとき、とくに負けが続く場合ほど、なぜその治療法を選んでいるのかと、その根拠や原点を問う視線は持っていたいと思うのです。

負けが続くときには、ちょっと立ち止まって考えてみる。うまくいかないのには、やはり何か理由がある、という視点も大事なのではないでしょうか。

涙が流れるままに

明るく前向きに、「笑顔」で闘病することの大切さは、多くのがん患者さんやその家族、がん医療関係者の方々が語っています。

実際に、余命宣告を覆して生還した患者さんたちも、笑顔の重要さを強調しています。私も闘病に笑顔はとても大事だと考えています。けっして大げさではなく、辛いときでも無理して笑顔をつくって闘病に取り組んできました。

笑顔の科学的効用は、さまざま報告されています。テレビでお笑い番組を観て笑い転げたあと、がん細胞と闘う免疫細胞の数が増えたとか、つくり笑いをするだけでも免疫力がアップしたとか、自律神経のバランスが整えられて血流がよくなる、内臓の働きが高まるなど。

ですから、がん闘病では努めて笑うようにすることは、私も大賛成。笑顔は患者さん本人だけではなく、家族や友人たちなど周囲の人たちにもよい影響を与えます。

私は、笑うことが大事だと思うのと同時に、「泣きたいときには泣けばいい」、そう思っています。

泣くという行為は本人だけではなく、周りの気持ちも暗くし、治療に悪影響があるのではないかと、そう思われる患者さんが少なくありません。実際、私も「泣くのは止めましょう」「努めて明るく振る舞いましょう」「それが治るというポジティブなエネルギーを生み出すのです」と言われたことが一度や二度ではありませんでした。

私は、泣くことが必ずしもネガティブだとは思っていません。

泣かざるをえないときは、泣けばよいのです。

闘病経験から、泣くという行為は、心の奥底のわだかまりや苦しみを溶かして流してくれる、そんな癒しの効用があるように思えてならないのです。

どんなときに、涙を流してきたのでしょうか。私は思い起こしてみました。

まずなんといっても、余命宣告を受けた夜。病室のベッドで天井を見つめながら、涙が自然とあふれ出てきました。「なぜ、この自分が？」という人生で予想もしなかった、受け入れがたい事態へのショックと悔しさからだったのでしょう。

抗がん剤治療が始まった最初のときにも、副作用の辛さに涙がこぼれています。使用したシスプラチンという薬は、とにかく副作用が強かったのです。体の力が根こそぎ奪われ、強烈な嘔吐や排泄とともに身動きできずにうずくまり続けたとき、あまりの辛さに涙が止まりませんでした。

がん闘病の寂しさや無念さに涙したこともあります。退職後、家で一人ぽっちで食事療法を続け、抗がん剤の副作用に耐える孤独感。社会から取り残されたような無念さ。年末には忘年会をいくつもかけもちしていたのに、断酒や食事療法のためにすべての忘年会を断念したときの悲しさ。そして、長い闘病生活では、仕事や趣味などでやりたいことがあっても我慢せざるをえません。涙の種はいくらでもありました。

闘病開始から数ヵ月後、突然、心の奥底にあるわだかまりや怒りのような感情に気づいたのです。

その感情こそが私を追い込んでがんという病気をつくってしまったのだとわかった瞬間、涙がこぼれ落ち、そして止めどなくあふれ続けました。その感情が強いストレスとなり、そのストレスを紛らわすために、私はお酒に溺れていたのです。がんはストレスとお酒が原因だと、直感的にわかっていました。そのストレスを生んでいたのは誰のせいでもない、自分の心の奥底のわだかまりや、やり場のない怒りといった感情だったのです。がんは自分がつくった病気なのだということに、合点がいったのでした。

泣いたからといって、事が解決するわけではありません。

しかし、きっと泣くことにはなんらかの鎮痛効果なり精神安定効果があるに違いない、そうでなければ涙を流すなどという行為を体が自然に起こすはずがない、私はこのように考えていました。

気になって、泣くことの科学的な効用について調べてみました。笑いの効用についての研究本はいくつもあるものの、泣くことに関する書籍はほとんど見つかりません。やっと探し当てたの

笑いと涙は健康によい

笑顔は体を守る、涙は心を癒す

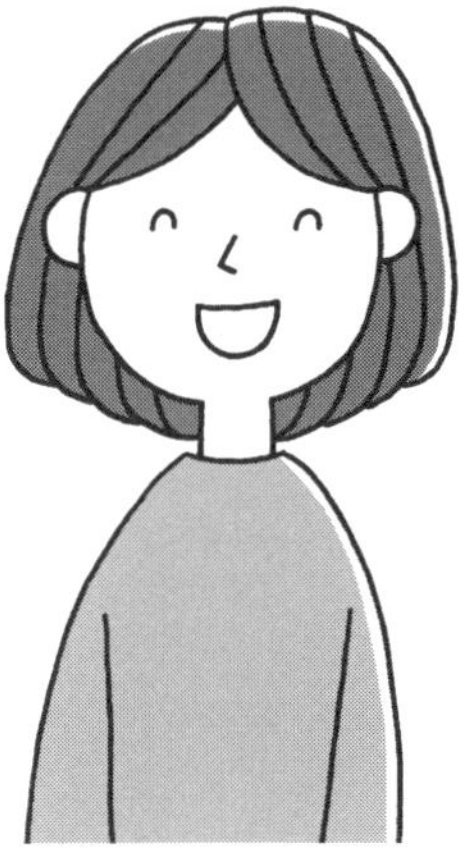

いつも笑顔を

- **免疫細胞が活性化する**
  テレビでお笑い番組を観て
  大笑いしたあと、免疫細胞が増える。
- **つくり笑いでも、免疫力が上がる**
- **自律神経のバランスが整えられて、血流がよくなる**
- **副交感神経が活性化し、内臓の働きが高まる**

泣きたければ、泣けばよい

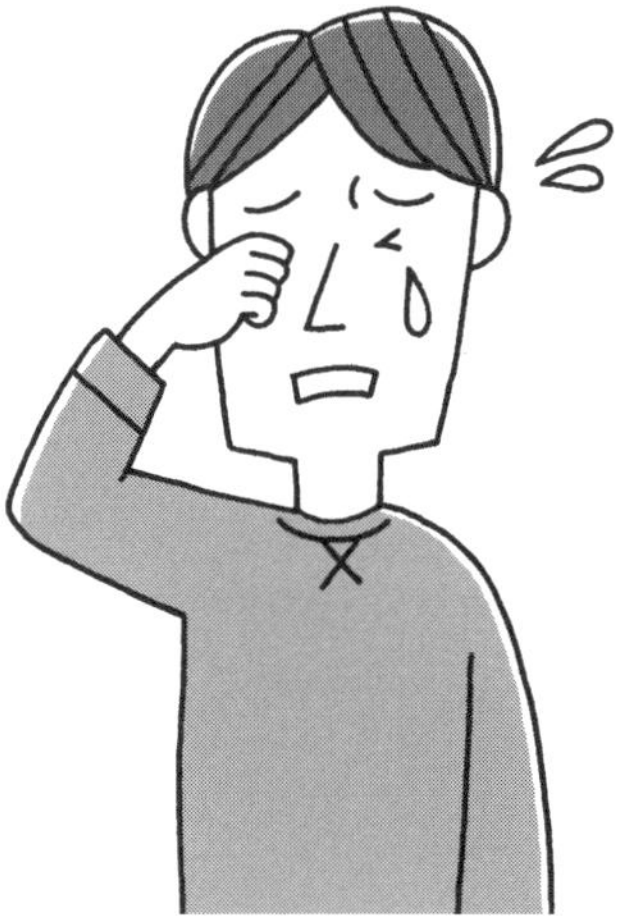

- **泣くことが有害物質を除去する**
  感情的な苦痛が体内に
  有害物質を生む。
- **深くむせび泣くとき絶望感がやわらぐ**
- **十分嘆き悲しめば、喜びの感情が味わえる**

が、『がん性格 タイプC症候群』（リディア・テモショック、ヘンリー・ドレイア著）という本です。

そのなかに、「笑いと涙は健康によい」という項があったのです。そこには、科学者の研究として「感情的な苦痛が体内に有害物質を生み出し、泣くことがこの物質を除去することを理論づけた」「深くむせび泣くとき、絶望感は必ずやわらぐ。十分嘆き悲しめば、喜びの感情すら味わえることもある」という記述がありました。

やはり、私が考えていたとおりでした。

進行がんの闘病という、命にかかわる生き方を続けている以上、泣きたくなることは何度でも訪れるでしょう。そんなときは、涙が流れるままに泣けばよい、と私はそう思います。

「患者会」の効用

進行がんの闘病では、あまり孤独にならないことが大事です。

適度な孤独感は、そんなに悪いものではないと思います。多少の寂しさだって心の肥やしになります。しかし、孤独感も行き過ぎると心を蝕みます。

余命宣告を受けるような進行がんだと、ショックは相当に大きいものがあります。それはいろいろなかたちで、何度も押し寄せてきます。

私はそのショックを自分一人だけで克服して、心を整えていけるほど強い人間ではありませんでした。どうしたって、自分の揺れる心、崩れそうになる心を誰かに聞いてもらいたいし、受け止めてほしいものなのです。

そんな心の悲鳴を、周りにすべて受け入れてもらえる人は、とても幸せだと思います。ほんとうに辛いとき、苦しいときの心の悲鳴は、健常な人にはなかなか理解しきれないことが多いように思えます。「わかってあげたいけれど、わからない」「苦しんでいる人をどう受け止めていいのかわからない」ということなのかもしれません。

患者である本人も何が辛いのか、何が苦しいのか、どう不安なのか、どう落ち込んでいるのか、うまく説明できないことが多いのです。ですから、心の痛みをストレートに受け止めてもらえずに、孤独感をつのらせてしまいます。私も、最初のころはそんなことで苦しみ続けていたような気がします。私の家族や友人たちが鈍感な人たちだったわけではありません。家族も友人も、きわめて普通の人です。

結局、がん患者の心の痛みを十分に理解できるのは、やはりがん患者なのだと思います。彼らは同じような肉体的な苦しみや、精神的な打撃を受け、同じようなことでくよくよして落ち込む人たちです。「ああ、みんな同じなんだ。自分だけじゃないんだ」と実感するだけで、孤独感は癒されます。また、不安を抱えたり苦しい体験をしたりしているとき、ほかの人はどうしているのだろうかと案じたり、互いに励まし合ったりすることで、心強くなるものなのです。

ですから、大きながん専門病院などでは、患者さん同士がつながる「患者会」が設置されているところも多いようです。星野先生も、がん患者の健全なメンタル維持のためにも、患者会への参加をすすめています。

しかし、私自身は患者会には参加しませんでした。10年前（２００９年）は、済陽式がん食事療法が世の中にほとんど知られていなかったし、病院ではそもそも食事療法を認めていなかったので、共通の話題に乏しいだろうと決めつけてしまって参加しなかったのです。闘病を始めて半年間くらいは、がん患者の友人はほとんどいなくて、ずいぶんと寂しい思いをしました。

半年を経過したころ、友人のすすめでブログを始めました。病気のこと、余命宣告のこと、抗がん剤治療のこと、済陽式がん食事療法のこと、不安でやるせない気持ち、そんなことを少しずつ書き溜めていきました。

ブログは、最初、親しい友人たちへの闘病の経過報告のつもりでした。慣れてくるにつれて、趣味のゴルフについても書いてみたりしました。素直に書いていくことで、とても癒されました。

一般に公開されているブログサービスを利用していましたから、しだいに読者が増えてきました。読者の多くは全国のがん患者さんたちで、皆さんからコメントをもらうようになりました。

私も皆さんのブログの読者になり、コメントを書くようになりました。

２０１２年に胃の全摘出手術によって完全寛解したころには、数百人の読者がついてくれて、おおいに励まされました。そして、私は「『食と医』ジャーナリスト」として執筆、講演の活動を始めました。

２０１６年、再発がんも完全寛解してからは、しばらくブログの更新は休んでいました。

２０１９年、再々発を機に、ブログを再開し、２つのサイトを運営するようになりました。同時にフェイスブックやツイッターなどのＳＮＳにブログに書いた記事を投稿しています。そのことによって、それまでとは規模の違う貴重な友人関係を築けたり、闘病に有用な情報収集ができたりと、大きなメリットを享受してきました。ブログは心に平安をもたらす意味で、これも正しい努力のひとつだと確信しています。

ただ、ＳＮＳに関しては、私個人への行き過ぎた干渉や誹謗中傷も経験しています。ＳＮＳの使用に関しては、そのあたりの心がまえが必要でしょう。

「家族と理解し合うこと」を手放してみる

夫婦、親子、親族など自分との距離が近い人たちと心が通わないことは、進行がんの闘病という極限状態のときには、けっこうこたえるものです。

友人関係とは異なり、かなり踏み込んだ話もしなくてはならないし、その人たちの力を借りなければ、闘病が成り立たなくなる場合もあります。夫婦や親子で理解し合えない、かなりのストレスになります。

たとえば、治療方針で賛成してもらえないというような個別の不一致ならば、話し合いの余地があります。しかし、個別のことではなくて、心そのものが通わないというような断絶感にまで発展してしまうと、会話などでは修復できなくなってしまい、孤立感は深まり袋小路に入り込んでしまいます。

「どうして妻は何も感じないのだろうか」「なぜ、彼はこんなにもちぐはぐな受け答えをするのか」と、相手への強い失望を感じてしまいがちです。

私は「がん闘病に必要なのは家族の理解とサポート」とか「苦しい治療を心穏やかに受け入れるためにも、家族の理解とサポートを得よう」などという標語のような言葉を見聞きしてきました。そのたびに、「ああ自分はそんな基本的な相互理解もし合えないような未熟者なのだ、劣等生なのだ」と、悲しい思いに浸ることがしばしばありました。砂を噛むような、ぶつけどころのない断絶感を味わっているのは私だけなのだろうか、ほかの患者さんたちはどうなのだろうと、よく思ったものです。思い起こせば、闘病中はずっとそんなふうに生きてきたようです。

その私の心に大きな変化が訪れたのは、１年前（２０１８年）のことでした。

「理解し合うことを手放す」という、ひらめきを得たのです。理解し合えないで苦しんできたは

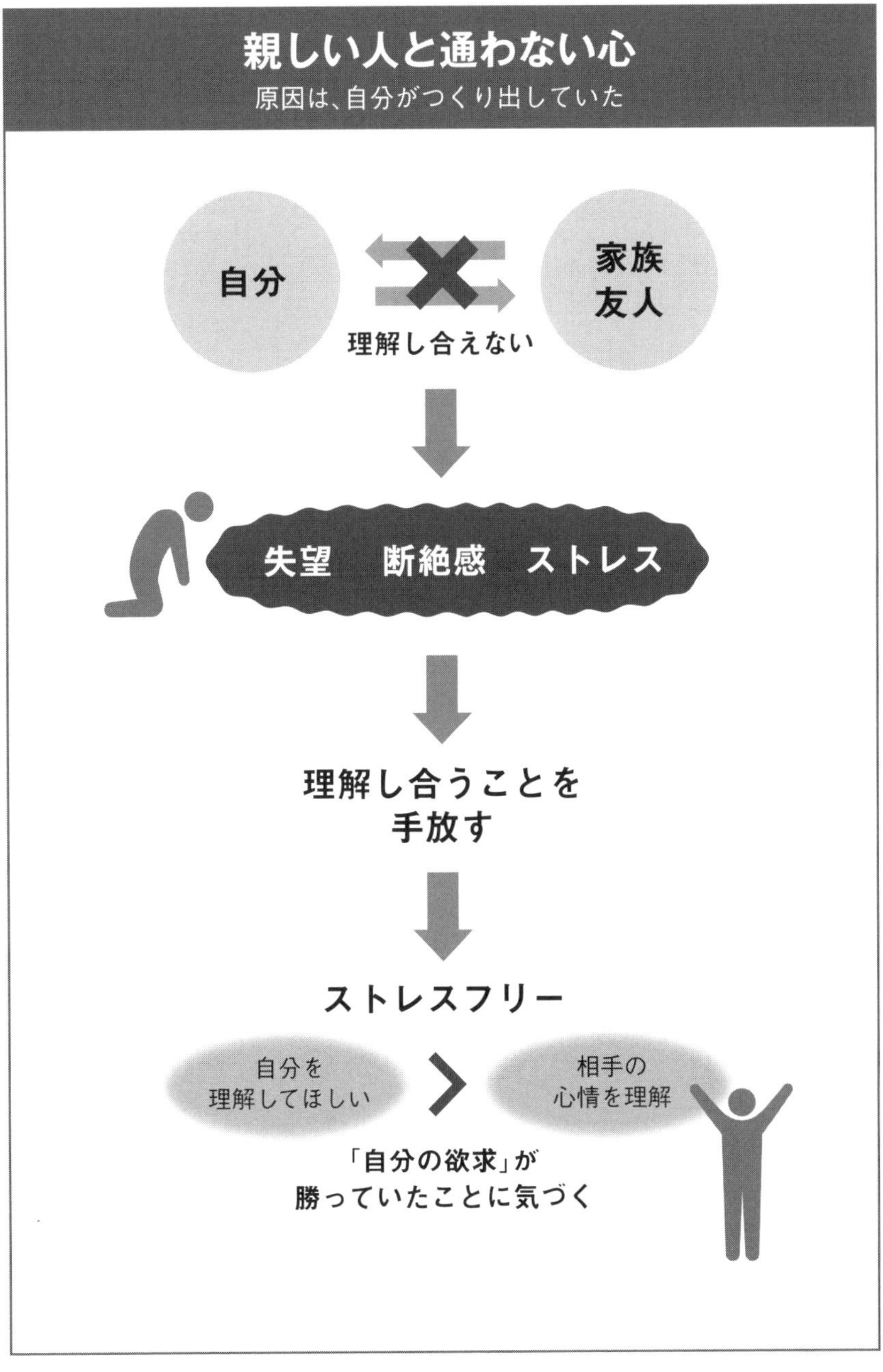
親しい人と通わない心
原因は、自分がつくり出していた
自分
家族
友人
理解し合えない
失望　断絶感　ストレス
理解し合うことを
手放す
ストレスフリー
自分を
理解してほしい
相手の
心情を理解
「自分の欲求」が
勝っていたことに気づく

ずなのに、理解し合うことを手放す。これは真逆の発想です。しかし、相手に対する最後通告のような気もして、怖さがともないます。手放すということを、相手に伝える必要はありませんでした。「自分の心のなかで、理解し合うことを手放してみる」ことにしたのです。

きちんとした方法があったわけではありません。私が何かを言葉にしたとき、それが相手に伝わった感触や反応がまるっきり得られなくても、「ああ、それでよし、ということにしよう」とか「相手はそういう人なのだからしかたがない」と思うことにした程度です。

そして、私の病気や抗がん剤治療や食事療法のことなど、いっさい話題にしようとしない相手の心情を、なぜなのかと理解しようとすることも止めました。

最初のうちはとまどいもありましたが、すぐに慣れました。手放すほうが、精神的にらくだったからです。理解されようとしていないから、相手の反応がストレスにならなくなりました。また、相手の言動を理解する努力もしなくてよくなったのです。

手放すことを続けているうちに、はっきりと見えてきたものがあります。理解し合うことを求めていたというと聞こえはよいのですが、実際はかなりの部分、自分を理解してほしかったのです。理解し合うという言葉に隠れて、相手の人格をありのまま認めて受け入れてこなかった自分にも気づきました。

「がんを呼び込む心」の5段階

「がんになった人は、真面目すぎたんだよ」とか「がんばり屋さんが、がんになりやすい」と、よく言われます。それは、本当なのでしょうか。

私は自分で言うのも変ですが、真面目でがんばり屋の人間です。ですから、他人が私を見たら「志澤は真面目でがんばり屋だからがんになった」と言うかもしれません。実際に、そう言われたこともあります。

それでも、私はあえて反論したい。

真面目な人ががんになることもあるけれど、それほど真面目でない人でもがんになります。がんばり屋さんががんになることもあるけれど、がんばり屋でない人ががんになることもあります。真面目やがんばりというのは、それで病気になるような悪いことなのでしょうか。真面目もがんばりも、個人に備わる美徳です。

その美徳が、がんのような病気を生みだすとは思えません。世の中には、真面目でがんばる人たちが星の数ほどいて、多方面の分野でその美徳を生かしきって大きな仕事に携わっています。社会的にビッグネームを残す人たちは、たいてい真面目ですし、がんばり屋です。その人たちが皆、がんになるとは言えないでしょう。何かもっと大事なことを見逃しているのではないか、と思うのです。

がんになりやすい性格というものが、存在するのでしょうか。国立がん研究センターでは、心と発がんの関係は不明であるとしています。研究センターは日本人の発がんの原因を、喫煙、飲酒、食事、栄養、体格、身体活動、家族歴、既往症、社会心理要因などに分けて、数万人の大規模集団を対象に、数十年の歳月をかけて疫学調査を行っています。

そこでは、慢性的なストレスがさまざまな病気のリスク要因である、と示唆されていますが、そのメカニズムは解明されていません。がんとの関連についても、研究が進んでいないことを明らかにしています。ですから、このかぎりでは、真面目やがんばりががんの原因だという科学的根拠はないことになります。

ところが、実際にはがんになりやすい性格は存在するそうなのです。星野先生が、がん臨床心理学は海外では相当研究されているけれど、日本ではかなり立ち後《おく》れていると指摘しています。先生は、がん発症につながる心のありようの変化過程を、5段階にして説明しています。

①幼児期に家庭内の安心感や信頼感に欠けて育ち、自分のマイナス感情を抑え込んでしまい（抑圧）、外面がよい

②自己評価、自尊心が低く、自分を好きになれず、すべてにマイナス思考

③②の反動により、仕事、酒、ギャンブル、異性関係、子どもなどにのめり込む（依存）
④中年以降に自分にとっての大切なもの（③）を失い（喪失）、生きがいをなくす
⑤うつ病・うつ状態になり、免疫力が低下してがんを発症する

ここには、「真面目」「がんばり」という言葉はありません。その代わりにあるのは、「幼児期の抑圧」「低い自己評価」「反動としての依存」「依存対象の喪失」「うつ」という言葉です。「低い自己評価」は、いま流行りの「低い自己肯定感」と言い換えてもよいでしょう。

私はこの星野先生の指摘に、心のど真ん中を射抜かれた気がしてうずくまってしまいました。なぜなら、まさに私自身がこの過程を通って、ステージⅣのがんを発症したようなものだったからです。

③の何かにとりつかれたようにがんばる「依存のプロセス」が、他人からはがんばり屋に見えるのかもしれません。がんばることは前述したように、けっして悪いことではなく、②の低い自己肯定感への反動として、何かに依存してしまうという流れに問題があると思うのです。

ですから、①のように、幼少期の家族関係などで抑圧が進むことによって、②のような自己肯定感の低い、自分を好きになれない性格が形成されてしまうことが、がんになりやすい性格において最大の問題のように思えます。

低い自己肯定感を生み出したのは幼少期の家族関係ですから、もう「その時」には戻れません。しかし、自己肯定感は生まれもった性格ではなく、後天的に植えつけられたものです。そうであるなら、ちょっとした後天的な努力で変えられるでしょう。それによって、がんに結びつきやすい③の依存行動と、それに続く④⑤のプロセスは避けられます。この理論はただがん予防だけではなく、当然、がんの寛解においても成り立つはずです。

そこまでわかれば、がん患者さんがやるべきことは、自己肯定感を無理なく高めていくことになります。

現在の私は、十分に自己肯定感が高く維持できています。その経験を通じて言えるのは、自己肯定感の向上はさほど難しくないということです。多くの心理カウンセラーが、自己肯定感を高める手法を紹介していますから、参考にするのもよいでしょう。

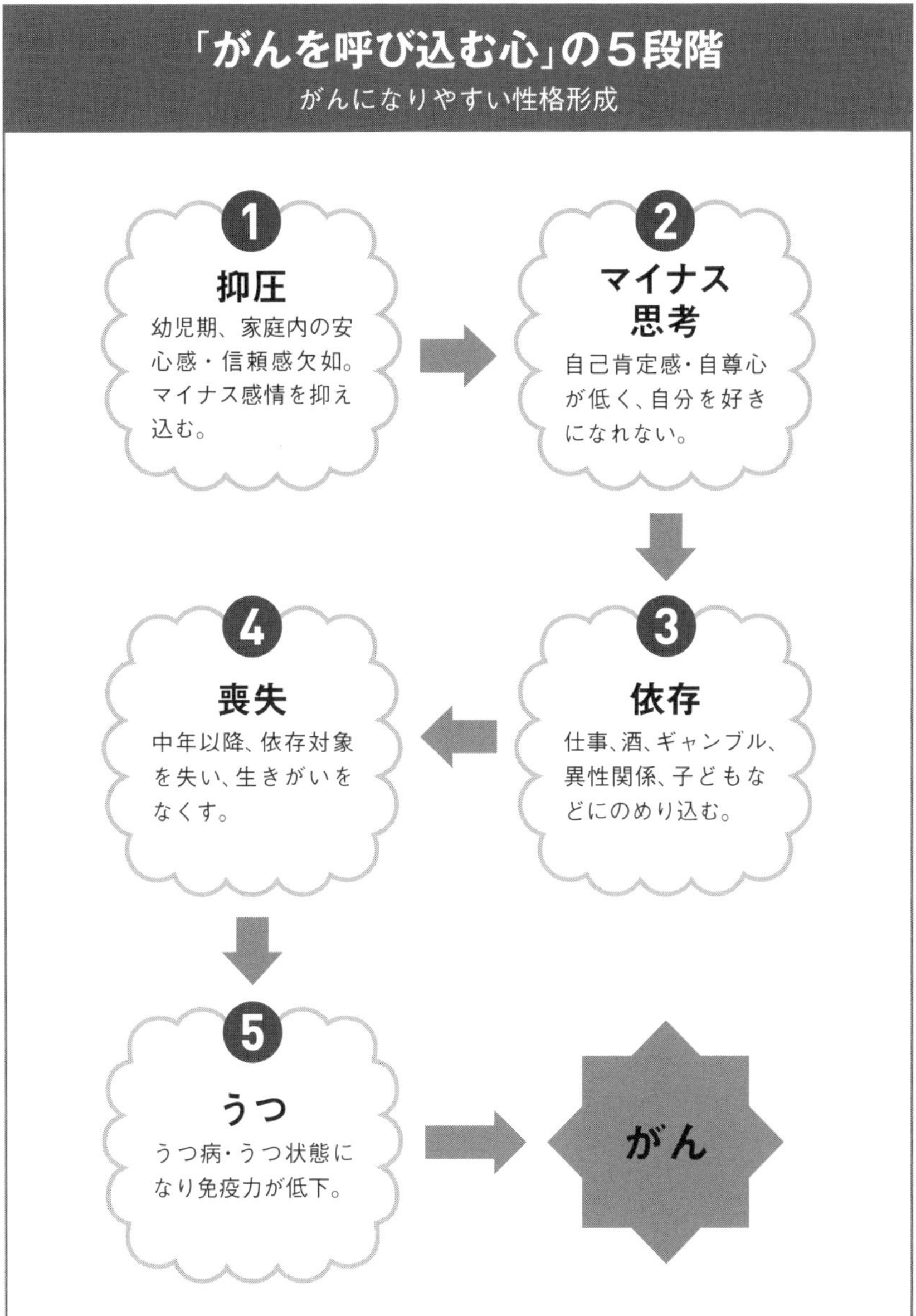

（「星野式ゲルソン療法」考案者・星野仁彦医師の考え方を著者要約）

第6章

私は、生ききった！

がん再々発！　2度目の余命宣告

闘病日記の書き方

闘病10年、長い時間です。

余命13ヵ月の宣告を受けてから完全寛解するまで3年、再発したがんが完治するまで2年、その間に新たな仕事で社会復帰を果たしたものの、10年目にはがんを再々発させてしまいました。

世の中には、もっと早く進行がんを完治して、再発もなく暮らしている人たちがたくさんいます。私は愚直にがん闘病に取り組んできましたが、再発を2回繰り返すなど不器用だったのかもしれません。とはいっても、10年間の時間の流れのなかで起きたことは、すべて根底でつながっていて、それぞれが意味を持っているようにしか思えません。

ともかく私は、現代医療では13ヵ月しか生きられないと宣告されたがんを克服して、生き続けてきました。この間、ずっと日記を書き続けていました。書きたいときに書きたいように、横罫のノートに自由に書いていました。書きたくないときや、体調が悪くて書けないときは無理して書きませんでした。

振り返ってみれば、病状が切迫したときはほぼ毎日、しかもかなり詳細に書いていたようです。病状が穏やかで安定していたときは、間隔も空きがちで字数も少なかったようです。完治したあとは、日記そのものを止めていた時期もありました。

闘病期間中、ブログも書いていましたが、日記とは目的が異なるものでした。ブログを始めたのは、友人に闘病の経過を報告するためでした。ブログを読んでもらえれば、私がどういう病状でどういう闘病をしているのかがわかるようにしておきたかったのです。

日記は純粋に自分だけのためのもので、他人に見てもらうものではありません。ですから、書き方もメモ書きに毛が生えたようなものであり、自分が読んでわかればよい、といったレベルのものです。

書き始めたころは、病院での検査や抗がん剤治療のこと、そして済陽式がん食事療法のことが日記の内容のほとんどでした。２～３ヵ月ごとに行われる血液検査やＣＴ・ＭＲＩ検査などの結果を書き、主治医の説明を書き留めます。

抗がん剤の副作用がどのように表れているか、どのように苦しいのかなども書いていきました。そして、不慣れな食事療法をきちんと実行するための、いわば備忘録のつもりで、その日に食べたものの一覧表を書いたりしていました。

そのうち、そのときどきの思いや感情、気づき、理解したこと、勉強したこと、反省、自分を励ます言葉、決意なども書くようになりました。こうした内容を書き続けたことが、私の闘病生活の大きな支えとなったのです。

素直に思いや感情を書き出すことで、揺れる心が癒されました。気づきや理解したことを書くうちに、気持ちがリフレッシュして、インスピレーションを高めてくれるように思えました。勉強したことや反省点を書き出せば、正しい努力を続けるための材料になってくれます。自分を励ます言葉、決意は長期戦で疲れやすい闘病生活を仕切り直し、失敗を乗り越える活力に直結したと思うのです。

日記を書くうえで、「事実」と「解釈」をごちゃ混ぜにしないように気をつけていました。事実は事実として、余計な解釈を加えないで淡々と箇条書きしていました。その事実をどう解釈したのかは、努めて書き分けていました。

たとえば、血液検査の結果を「がんが進行したので、腫瘍マーカーが上がってしまった」と書くと、すべてが事実のように思えます。ところが、腫瘍マーカーはがんの進行以外の理由でも変化するので、腫瘍マーカーが上がっただけでは、がんが進行したとはわからないのです。つまり、この場合の事実は腫瘍マーカーが上がったということだけであり、解釈は「がんが進行した可能性がある」となるわけです。

私は、そのとき解釈できないものは事実だけを書いて、解釈はわからないままに保留状態にしていました。解釈できないのは、自分が持つ情報や知見が足りないからです。後日、情報や知見がそろってから解釈すればよいでしょう。それによって、思いもかけなかった発見をする可能性が高くなると思います。

闘病日記の書き方

闘病生活を支えてくれた自分との対話

日記 …………自分だけのもの
ブログ ……友人への闘病経過の報告

闘病初期
検査、抗がん剤治療、済陽式がん食事療法のことを中心に。

やがて――
その日に食べたものの一覧を加える。

半年後
思い・感情、気づき、理解・勉強したこと、反省、自分への激励、決意も。

日記の内容

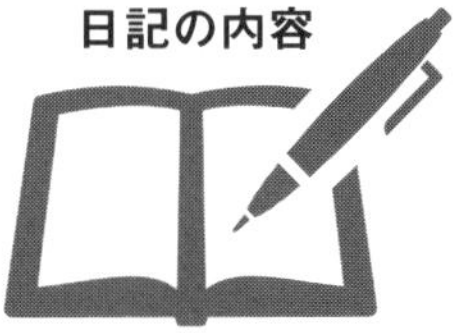

「事実」と「解釈」は混ぜずに、書き分ける

➡間違った認識、解釈ができない事実は、それだけを書く
➡勉強して知見を得る

思い・感情
揺れる心が癒される。

勉強・反省
正しい努力を続ける糧《かて》になる。

気づき・理解
気持ちがリフレッシュし、インスピレーションが高まる。

自分への激励・決意
失敗を乗り越える活力。

知見を自分だけで得るには限界もありますから、よい指導者に巡り合って、書き留めた事実を伝えて、適切なアドバイスをもらうことも大事です。私は、病状が行き詰まりかけたとき、済陽先生から貴重なアドバイスをいただき、窮地を脱したことが何度かあります。

私が専門家の指導を大切にするのは、なぜか？

私は、がん治療に関することは、専門家の指導を大切にしたいと思い続けてきました。

自分の指導の結果に責任がとれないような人の言うことには、耳を貸したくないと思ってきました。

専門家と呼ばれる人たちは、現代医療にあっては医師です。食事療法ならば、理論に信頼が置けるだけではなく、豊富な臨床例を持つ専門の指導医か指導員を指します。

最近は、さまざまながん食事療法がだいぶ浸透してきて、「食事でがんが消える」というコンセプトが広く受け入れられるようになってきました。そうなると、インターネットなどで、専門家でもない人たちが、がん患者さんに対して「あれをやれ」「これはやるな」と発信するのを頻繁に目にするようになりました。

たんに求められた情報を提供する、というレベルでのアドバイスであればよいのですが、明らかにその線を越えて、がん患者さんの食事指導を事細かに行おうとしている人たちを散見します。

人の命がかかったことです。指導した結果に、責任がとれるのでしょうか。ああしろ、こうしろと指導した結果が悪い方向に行ってしまえば、「たんに情報提供のつもりだった」ではすまなくなります。ところが、このことが軽視されるケースが多いように思います。私も何度か経験しています。本来、がん治療とは人の命がかかった責任の重い繊細なことですから、その意識があれば、簡単に指導などできるはずがないと思います。

がん治療での食事療法や代替医療は、通常の健康な生活では行わないような極端なことをします。いわゆる健康食や健康法とは異なり、期間限定の非常事態措置をとっているのです。それまでの人生で積み上げてしまった、どこか間違った生活習慣や食習慣などで体のバランスを大きく崩したことで、がんという病気が生まれたのです。

「期間限定でいいから、がんが治りやすくなる方向に、バランスを大きくずらした食事内容に変更しよう、治ったら緩めていいですよ」というのが、済陽式をはじめとしたがん食事療法です。

極端な方法をとるのだから、よほど気をつけないといろいろな弊害が生じるのは当然です。だからこそ、実績のあるがん食事療法は、開発者が相当詳細に危険性まで考慮して設計した、総合パッケージとしてつくられているのです。理論面だけでは、抜けがあるかもしれないので、豊富な臨床例がそれを裏づけています。

「これが効かなければ、アウトかな」

２０１９年は、私が余命13ヵ月の宣告を受けてから、10年経過する節目の年です。

ところが、リンパ節転移が再々発したのです。

油断？　ジュースは回数、量を減らして飲み続けていましたが、済陽式がん食事療法は止めていて、食事は塩分と動物性の肉に注意する程度でした。しかも、私はきっぱり断っていたお酒を、いつしか飲むようになっていました。

過飲ではなかったのですが、徐々に習慣性が強くなっていました。10年生存達成の1年前の夏、「これではいけない」と、アルコール依存症治療を受けるために3ヵ月間、入院しました。

このころ、再々発の予兆がありました。腫瘍マーカーがじわじわと上昇を始めていたのです。やがて、上限値を超えます。年が改まり（２０１９年）、通い続けているがん専門病院でＣＴ検査をしたところ、鎖骨のあたりと腹部大動脈の近くに、1㌢未満のリンパ節の腫れが見つかりました。手術も放射線治療もできないので、抗がん剤治療しかありません。しかし、私は過去に抗がん剤の総投与量を使い果たしていますから、主治医からは、抗がん剤治療は難しいと言われました。つまり、有効な治療法はないのです。

4月、腫瘍マーカーは上限値の3倍にもなってしまいました。体が疲れやすくなり、5月に入ると、階段を上がると息切れがして辛くなりました。両下肢はむくみが出てきて太くなり、いわゆる象足になっていました。痛みもかゆみもあります。血管クリニックで診てもらうと、リンパ浮腫とのことでした。

6月6日、済陽先生の西台クリニックで、PET検査（陽電子放出断層撮影・全身のがんを一度に調べられる）を行いました。リンパ節の腫れは大きくなっていました。腹部に少し散らばっているようで、これがリンパ浮腫の原因になっていると、済陽先生から説明を受けました。

多発リンパ節転移、です。

済陽先生の説明では、「腹部の放射線は無理だろうけれど、鎖骨はできると思う。病院の主治医と相談するように」とのこと。また、尿検査の数値を見て「ナトリウム（塩分）があまり低くないので、これを下げること。塩分制限をしてナトリウムがカリウム濃度を下回ることが肝要」と指導を受けました。その一方で、白血球・リンパ球の免疫力が高く、先生に褒められました。

息切れ、足のむくみ、自覚症状が進行していくという経験は初めてなので、強い不安を覚えました。

「これが効かなければ、アウトかな」

なぜか不安は消え、腹がすわったような感がありました。初心に戻って、闘病方針を立てて済陽式がん食事療法を再開し、できるかぎりやってみることにしました。

闇に差し込まれる一筋の光

「私の闘病方針２０１９」は、やはり済陽式がん食事療法と現代医療の組み合わせです。使えないと言われていた抗がん剤が使えるようになりました。

こんどの多発リンパ節転移の特徴は、とにかく「進行が速い」ことです。

8月30日のＣＴ検査で、がんは劇的に小さくなっていました。その後は横這いが続きます。6月から始まった闘病は、夏に一気に寛解目前まで改善したのですが、その後は小康状態というか、持久戦の様相を呈していたのです。病状を知る目安は体調の変化と、腫瘍マーカーを含む血液検査の結果だけです。

11月、副作用に苦しんだ抗がん剤はしばらく休薬、つまりお休みです。そして、血液検査。リンパ球が激減したり炎症反応が出ていたり、尿酸値が上昇したりするなど、想定外のカオス（混沌）の様相です。いったい体に、何が起きているのでしょうか？

月末に、いろいろなことが重なって疲れも溜まっていたので、リフレッシュを兼ねて、秩父・長瀞《ながとろ》に一泊旅行してきました。紅葉が遅めということで絶好のタイミング。長瀞ライン下りや宝《ほ》登《ど》山《さん》登頂、秩父華厳の滝などでマイナスイオンに包まれて、ナチュラル・ヒーリング（自然治癒）の旅を満喫してきました。心配した雨にも降られず、神様の計らいにおおいに感謝しました。

12月、暮れも押し詰まった27日、CT検査と血液検査。肝臓に新たな転移が見つかりました。

２０２０年1月、前年末に見つかった肝臓転移は、複数箇所の多発転移と診断されました。自分の体を信じて、ひたすら寝続ける毎日。痛みに喘《あえ》ぎ、呻《うめ》きながら、1日15時間以上も寝ていたでしょうか。

しかし、辛いことばかりではありませんでした。多くの肉体的・精神的な体験、そして出会いに恵まれました。それらは闇に差し込まれる一筋の回復への光となって、私を支えてくれました。

1月30日から2月2日にわたる3泊4日の半断食合宿に参加してきました。断食によってがんを治したいといった期待はいっさい持たずに、ただ純粋に楽しそうだというインスピレーションと、そこでの新たな人たちとの出会いに惹かれて参加したのです。参加して、とてもよかったと思います。素敵な出会いに恵まれ、半断食による肉体や精神の浄化を経験し、あっという間の4日間でした。まったく予想も期待もしていなかったのに、リンパ浮腫による下半身のひどいむくみが、最終日にはきれいに消えていました。

3月、抗がん剤の副作用からようやく立ち直りつつあり、少しずつ活動を再開しようとしていました。ところが、その後に軽度の心不全で救急搬送されただけではなく、肝臓転移が広がり、恐れていた骨転移の診断も出てしまったのです。

最初の4〜5年間の抗がん剤治療によって破綻をきたした免疫系が回復しないままに、病気の進行や転移を許してしまっていたようです。病院では、統計的平均余命3ヵ月、と診断されています。まさに崖っぷち、です。

ハードルを下げて毎日を生きる

私は3年かかって完全寛解しましたが、その間、たえず「これでいいのか」「間違っていなかったか」と迷いながら一歩一歩進んでいたように思います。せっかく進んでも、後退してしまってくよくよしたこともありました。

つまずいたり失敗したりしたとき、あまり自分を追い込みすぎると、闘病の大変さばかりが目立ってきて、さらに辛くなってしまいがちです。悲壮感が前面に出てしまうと、うまくいくものもうまくいかなかったりします。

モチベーションを維持するには、自分だけで頑張るのではなくて、誰かに認めてもらったり助けてもらったりすることも大事です。「子どもは褒められて育つ」とよく言われます。がん闘病においても、同じことが言えます。誰かが自分の努力を見ていてくれる、認めていてくれる、というのはかなりのモチベーションになります。

私がすすめたいのは、「自分で自分を褒める」というメンタル技です。人に褒められるのも有効ですけれど、ここぞというときに、必ずしもツボにはまるわけではありません。よい結果にうれしいときはもちろん、落ち込んだときでも「自分はよくやっているぞ」と、自分を褒めてあげたらよいと思います。「こんなに健気に闘病している自分は素晴らしい」と言うのも効果的です。この技が使えると、生きていることが少しらくになります。ただ、自分を褒めればよいわけですから、実に簡単です。ただし、人前で多用すると、顰蹙《ひんしゅく》を買うかもしれません。

自己肯定感が低いということは、自分が自分を認められないということです。ですから、自分で自分を褒めることができれば、自己肯定感の向上につながります。実際に、心理カウンセラーの多くは、自己肯定感の向上には、自分を褒めることが有効だと言っています。

私は幼少期の家族関係の影響で、自己肯定感が低い人生を送ってきたと思っています。

しかし、この2年ほどは、私の自己肯定感はかなり高い状態を維持しています。毎日、幸福感に満ちて暮らすことができています。再々発の闘病は、肉体的にはかなりの苦痛をともなう辛いものですが、それでも幸福感に満ちて生きてこられました。

振り返ってみれば、私の自己肯定感をそこまで高めてくれたのは、とても簡単にできる、たった2つだけの方法でした。

●自分で自分を褒める

●ハードルを下げて生きる

自分褒めについてはすでに触れましたので、ここでは「ハードルを下げる」ことについて、思うところを述べてみます。

こう考えるきっかけは、たんに毎日幸せに暮らしたいと強く願うようになったことにあります。それまで、幸せに暮らすためにいろいろとやってみたものの、一言で「幸せです」と言いきれるだけの幸福感にはほど遠かったのです。

あるとき、ふと思ったのです。幸せになるためにあれをやってみた、これをやってみた、それらをやりきらないと幸せにならない、という発想そのものが違うかもしれないと。

なによりもまず、その1日のなかで幸せを感じることが先決。そのためにどうすればよいのか、という順番で考えてみました。その答えが、自分がその日にらくにやりきれることだけをやる、ということだったのです。つまり、陸上競技の障害走で言えば、軽々と跳び越えられる高さまでハードルを下げてしまうことです。ハードルは低くても、確実に越えたという達成感と幸福感は得られます。大事なことはその低いハードルを毎日、繰り返して確実に跳び続け、毎日達成感と幸福感を味わうことです。

簡単になったからといって、越えられない高さまでハードルを上げてはいけません。低いハードルを跳び続けていれば、そのうち自然に力が備わり、ハードルを上げるタイミングが訪れますから、あわてる必要はないのです。

自己肯定感を高める

闘病を乗り越える力

自分で自分を褒める
ハードルを下げて生きる

↓

毎日、達成感と幸福感を
味わう習慣を持つ

ハードルは高くしない。
低いハードルを
確実に跳び続ける。

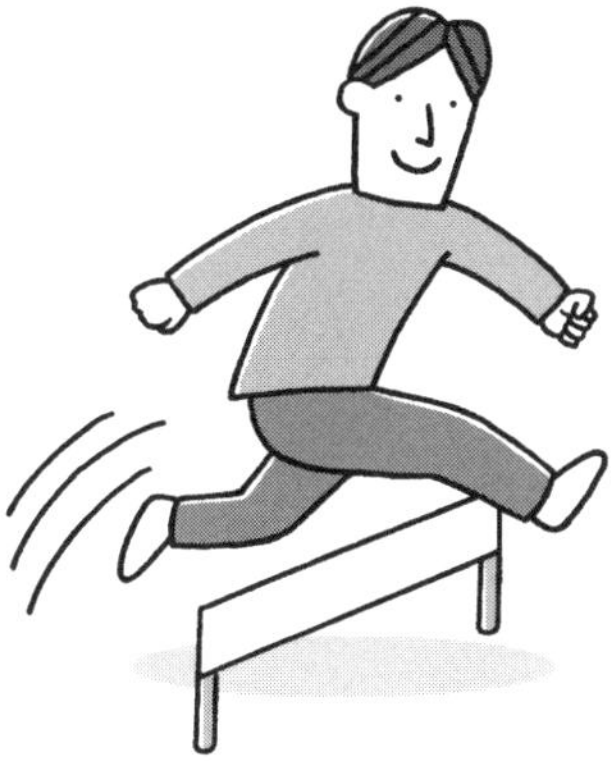

誰かが自分の努力を見ていて
くれる、認めてくれている
➡**モチベーション**

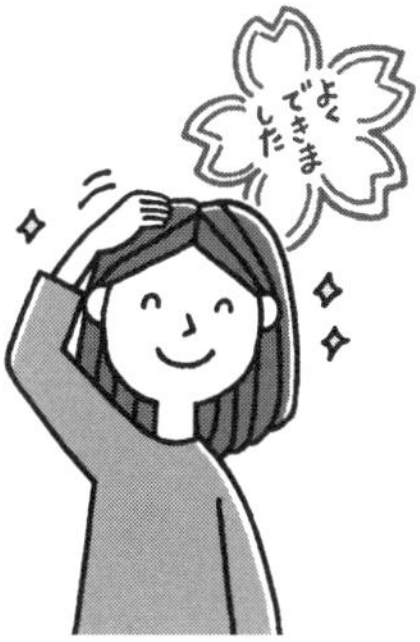

↓

自己肯定
毎日を成功者として生きる

そうやって幸福感を味わうことを習慣にしたことが、自然と私の自己肯定感を高めることにおおいに役立ってくれたと実感しています。毎日、私は「成功者」として生き続けられるというわけです。

高いハードルを越えられない「失敗者」として日々暮らすのか、低いハードルを確実に越えている「成功者」として過ごしていくのか、その違いが精神面に与える影響は大きいと思います。

覚悟とあきらめは、同じではない

がん再々発の闘病を経て、あらためてがんについて考えることがいくつもありました。これまで綴ってきたブログをもう一度見直し、闘病の鍵となる部分だけを1冊の本にまとめたいという思いが湧いてきました。

再々発がんは抗がん剤治療を開始して数ヵ月で、いったんは寛解目前まで改善したのですが、２０１９年末に抗がん剤の副作用で体調が悪化してしまいました。とにかく、休養と睡眠をとることを徹底し、一度は最悪の事態を脱したのですが、副作用で壊滅した免疫系が回復できないまま、病状が進行していきました。

本にまとめる以上は、再びがんを寛解させたストーリーを織り込みたかったのですが、残念なことに腫瘍マーカーの青天井の上昇で病状は予断を許しません。

それでも、私は起き上がって前へ進みます。

私の闘病の基本は、済陽式がん食事療法です。ただ、いまのＱＯＬ（生活の質）の下がった状態では厳格に実行するのは難しいので、私と家族にできる範囲で行っています。題して、「なんちゃって食事療法」です。栄養を摂りながら、軽い運動やウォーキングで筋肉をつけて回復に努めています。

「覚悟とあきらめは、同じではない」と思っています。

覚悟とは、死がすぐ近くまで迫ったことを認め、たとえば３ヵ月後や６ヵ月後には自分はこの世にいなくなるかもしれないと肌身で感じ、必要な準備をすることです。遺書を書くというのはその準備のひとつであり、家族への礼儀でもあると思います。

一方、あきらめとは、生き続けようとする思いや努力を止めてしまうことです。ですから、私は最後の最後まで死にたくないという気持ちを手放さず、少しでも長く生き続けようとあがきます。

「あきらめたら、そこでおしまい」

ビジネスでも、苦しいからといって、そこであきらめたらおしまいです。

肉体的には、崖っぷちに追い込まれているような状態です。それでも、精神的には満たされた日々を送っています。

人の生死を決めるのは、神様です（と思っています）。生まれる・死ぬは、自分の意思の与《あずか》り知らないこと（例外はありますけれど）。私は与えられた生をただ漫然と生きてきたのではなく、とくに最後の10年は、強い意思で使命に裏づけられた自分の人生をつくってきました。私にとっての生はただ「生きる」ものではなく、まさに「生ききる」ものだったのです。

いまあらためて、たくさんの愛に囲まれ、63年の人生を「私は、生ききった」ことを実感しています。

［著者］

志澤 弘

（しざわ・ひろし）

早稲田大学卒業後、国内電機メーカーを経て、外資系半導体メーカーにて技術部長、営業部長、代表職を務める。2009年に宣告された余命13ヵ月の胃がんを済陽高穂医師の指導の下、「済陽式がん食事療法」と現代医療の併用で寛解させ、2014年に「食と医」ジャーナリストとして再出発。2019年には10年生存を達成。同年、リンパ節転移が再々発し、2度目の余命宣告を受ける。2020年5月13日逝去。享年63。著書に済陽医師との共著『ガンが消えていく食事　成功の秘訣』（マキノ出版）がある。

［監修者］

済陽高穂

（わたよう・たかほ）

西台クリニック理事長。1970年、千葉大学医学部卒業後、東京女子医科大学消化器病センター入局。1973年、国際外科学会交換研修員として、アメリカ・テキサス大学外科教室に留学、消化管ホルモンについて研究。帰国後、東京女子医科大学助教授、都立荏原病院外科部長、都立大塚病院副院長を歴任。2006年、千葉大学医学部臨床教授も兼任。2008年、西台クリニック院長、三愛病院医学研究所所長。2017年、西台クリニック理事長に就任。おもな著書に『今あるガンが消えていく食事』（マキノ出版）、『済陽式抗がん食材帖　治った人が食べていた！』（講談社）など多数。

編集協力　志澤美紀子
戸井薫（プロースト）
南雲つぐみ

イラスト　タナカユリ
ブックデザイン　金井久幸＋横山みさと（TwoThree）

余《よ》命《めい》1年《ねん》ステージ4の
がんを消《け》して
10年《ねん》生《い》きた私《わたし》がしたこと

2021年6月30日　初版第1刷発行

著者　志《し》澤《ざわ》 弘《ひろし》
監修者　済《わた》陽《よう》高《たか》穂《ほ》

発行者　田邉浩司
発行所　株式会社 光文社
〒112-8011 東京都文京区音羽1-16-6
電話　編集部 03-5395-8172
書籍販売部 03-5395-8116
業務部 03-5395-8125
メール non@kobunsha.com
落丁本・乱丁本は業務部へご連絡くだされば、お取り替えいたします。

組版　堀内印刷
印刷所　堀内印刷
製本所　国宝社

ISBN978-4-334-95252-5